푸 드 닥 터 의

음식치유
飮食治癒

푸드닥터의 음식치유(飮食治癒)

초판 1쇄 발행 2023년 2월 10일

지은이 정대희, 구다희
펴낸이 장길수
펴낸곳 지식과감성#
출판등록 제2012-000081호

교정 이혜지, 정은솔
디자인 이은지, 정한나
편집 정한나
검수 한장희, 정윤솔
마케팅 정연우

주소 서울시 금천구 벚꽃로298 대륭포스트타워6차 1212호
전화 070-4651-3730~4
팩스 070-4325-7006
이메일 ksbookup@naver.com
홈페이지 www.knsbookup.com

ISBN 979-11-392-0820-7(03510)
값 16,000원

- 이 책의 판권은 지은이에게 있습니다.
- 이 책 내용의 전부 또는 일부를 재사용하려면 반드시 지은이의 서면 동의를 받아야 합니다.
- 잘못된 책은 구입하신 곳에서 바꾸어 드립니다.

지식과감성#
홈페이지 바로가기

푸드닥터의
음식치유
飮食治癒

글 정대희, 구다희

자신만의 선천적 체질을 알아
이에 맞는 음식체질과 운동방법을 알고,
음식 구분을 통해 건강의 첫걸음을 이루어 낼 수 있다.

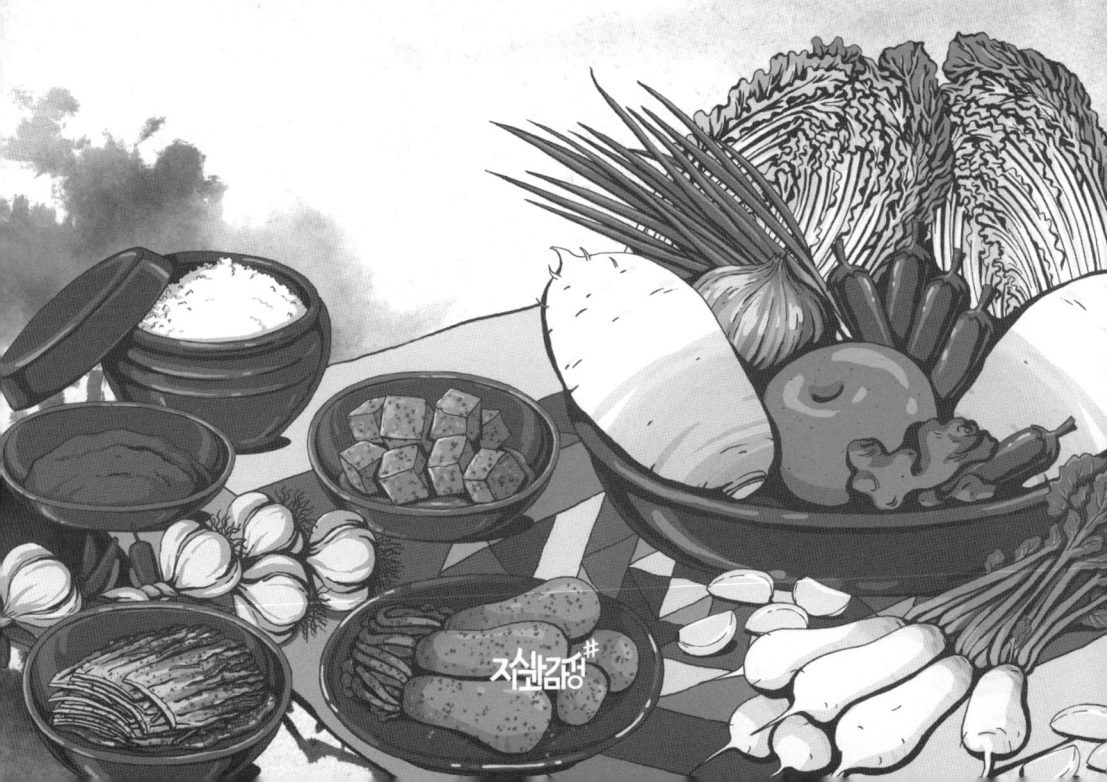

머리말

누구나 자신의 삶을 성공적으로 살아가길 원한다. 그러나 각자에게 맞는 성공 포인트를 알아차리는 것은 매우 드문 일이다. 쉬운 예로, 어떤 이는 재능 적성에 맞는 삶을 살면 성공한다고 말하기도 하고 또는 자기가 좋아하는 일을 하면 성공한다고 말하기도 한다. 그 외에도 피나는 노력을 하면 성공한다고 주장하는 사람도 있다. 그러나 앞서 말한 모든 조건은 중간 과정이거나 이미 이루어진 현상이다. 그렇다면 무엇 때문에 성공적 삶이 제대로 이루어지지 않거나 또는 이루기도 힘든 것인가? 그 원인이라 불리는 근본적인 것은 무엇인가? 험악한 세상살이에 찌든 현대인에게 말하기엔 참으로 조심스럽지만 필자가 보는 성공은 자기를 사랑하는 것이다. 사랑한다는 것이 무엇인가? 자신의 생명을 지키고 존속시켜 삶을 살아가는 최소한의 기본적인 조건을 유지하는 것이다. 그 생명력이 없다면 그 누구도 앞서 말한 과정이나 현상을 이룰 수 없다.

이젠 우리 모두에게 사랑이 필요하다고 말하고 싶다. 하지만 우리는 사랑에 인색하다. 특히 나에 대하여 사랑이란 것을 할 줄 모른다. 나의 생명을 위해 관리하고 유지하는 그 사랑이 매우 부족하다. 그러니 타인을 사랑하기란 매우 힘들 수밖에 없다. 그 사랑을 급격한 사회 변화 속에 물질이라는 눈에 보이는 소유물과 바꾸어 잃어버리거나 팔아 버린 것인지도 모른다. 소유한 물질로 위로를 받고 싶지만 한계점에 다다랐다. 우리가 살아 있는 지금 이 시간이 생명의 본질이다. 우리가 일을 해서 받는 모든 대가(代價)조차 나에게 주어진 생명과 시간을 통해 맞바꾼 대가라고 볼 수 있다.

그러나 우리는 얻은 것보다 잃은 것이 너무나 크다. 다시 말해 근본(根本)을 잃은 것이다. 세상에 존재하는 갖가지 물질과 재산, 절대적 권력, 명예, 지식도 내가 존재하지 않으면 의미 없듯, 나란 존재조차도 나에게 주어진 생명력이라는 근본이 사라지면 세상 속에 존재하기 힘들다. 이제는 물질을 수집하고 지키는 시대가 아니다. 나를 지켜야 물질을 지킬 수 있는 시대로 변했다. 풍요롭고 넉넉한 사회지만 인간의 삶은 더 피폐해지고 각종 질병과 고통이 가중되고 있는 게 현실이다. 필자는 인간 생명을 사랑하고 지키고자 노력해 왔고 계몽운동을 하고 있으며 마음과 생각의 전환을 요구하고 있다. 그동안 우리들이 잃어버린 세상을 찾기를 원한다. 나를 사랑하고 나처럼 타인도 사랑할 줄 아는 세상으로 서로의 고통을 이해하고 감싸 주는 세상을 원한다. 아프고 고통스런 세상을 이겨 내고 우리 모두가 사랑으로 함께하는 세상, 그런 세상을 간절히 바라며, 작은 외침과 노력을 통해서 바뀌길 기도하며 기적을 함께 이루어 나가길 바란다.

추천사

1

　의학기술 발달과 생활수준 향상으로 한국인의 기대수명은 OECD 회원국 가운데 일본에 이어 2위에 자리하고 있으며, 100세 시대가 현실화되면서 어떻게 하면 건강한 몸으로 노후를 보낼 수 있을지에 대한 관심이 높아지고 있습니다.

　못 먹고 못살던 시절에는 어떻게든 굶주린 배를 채우는 게 중요했지만, 시대가 변하고 생활수준이 높아지면서 음식에 대한 인식도 바뀌었습니다.
　음식이란 먹는 것을 넘어 지친 몸과 마음을 치유하고 회복하는 시대가 되었습니다.

　『푸드닥터의 음식치유』는 건강의 첫 걸음으로 자신만의 선천적 체질을 알아야 한다며 선천체질학(先天體質學)을 얘기하고 있습니다. 『푸드닥터의 음식치유』가 맛있게 잘 만들어진 음식이라면 선천체질학은 메인 재료라 할 수 있을 것입니다.

　선천체질학은 사람의 태어난 날의 생년월일시를 기준으로 분석하고 연구했다는 점에서 독자의 흥미를 더해 주고 있습니다. 또한 계절별 성격 심리와 음식 체질, 오장육부의 대표적 증상에 대한 설명은 우리가 일상생활에서 어떤 종류의 음식을 피해야 하는지를 알려 줌으로써 자신의 체질에 맞는 올바른 식습관으로 건강한 삶을 유지하도록 하는 데 도움을 주고 있습니다.

인간은 사회적 존재이면서 생물학적 존재입니다. 생물학적 존재로 저마다 타고난 체질, 살아오면서 체득한 생활습관 등이 다르기 때문에 음식체질 역시 다를 수밖에 없습니다.

자신만의 선천적 체질을 알아야 음식 체질과 운동 방법을 알게 되고, 그에 맞는 음식 구분을 해야 건강한 삶을 살 수 있다고 합니다. 음식에 사람을 맞추는 것이 아니라, 사람이 자신의 체질에 맞는 음식을 맞춰야 한다는 것입니다.

건강한 삶이란 "태어나면서부터 죽을 때까지 함께해야 하는 나의 몸이 건강해야 한다."는 것과 다르지 않습니다. 평생을 함께할 나의 몸을 스스로 소중하고 귀하게 여겨야 건강한 삶을 보낼 수 있습니다.

『푸드닥터의 음식치유』는 건강한 삶, 자신의 몸에 대한 관심이 높아진 현대인들이 꼭 한 번쯤은 손에 쥐고 읽어 보시면 어두운 터널 속에서 한 줄기 빛을 보는 것과 다르지 않을 것입니다.

2022년 12월
화성시장 **정명근**

추천사

2

인간의 삶 속에서 가장 중요한 것은 의식주(衣食住)이며 그중에서도 현대인은 먹거리가 풍부해진 만큼 식생활로 인해 발생하는 질병이 많아지고 건강관리가 더욱 어려워지고 있습니다.

서양의학의 아버지인 히포크라테스는 "음식으로 못 고치는 병은 약으로도 못 고친다"는 명언을 하였고 우리나라 전통 의학에서도 "약식동원(藥食同源)"이라 하여 음식이 곧 약이라 의미의 말을 오래도록 써 왔습니다.

먹거리가 부족했던 옛날보다 먹거리가 풍부한 현대인의 식생활은 건강관리에서 중요성과 그 비중이 날로 높아지고 있습니다. 특히, 무분별한 식습관으로 인해 고혈압, 당뇨 질환자는 급격히 증가하는 실정이며 국내에만 1천만 명 이상의 환자가 있다는 공식발표도 있었습니다. 더욱 우려스러운 것은 그 연령층이 낮아져 미래를 이끌어 나갈 자라나는 아이들에까지 소아당뇨 질환이 생기고 있으며 성장기에 고통을 받고 있고 아동, 청소년의 그 숫자는 늘어만 가고 있습니다.

이러한 사회적 문제를 먼저 인식하고 20년 이상 고전의학을 바탕으로 선천체질에 따른 음식구분법을 만들어 보급하고 있는 음식치유전문가이자 푸드닥터로 잘 알려진 정대희 박사와 구다희 박사가 국민건강을 위해 귀중한 지식을 나누고자 공저한 『푸드닥터의 음식치유』라는 책이 출간하게 되었습니다.

오랜 연구를 통해 개인 체질에 맞는 식단을 제공하고, 개인별 맞춤형 식습관을 통해 자신의 건강을 지켜 나갈 수 있는 방법을 제시하고 있습니다. 두 분의 저자는 오랫동안 식생활에 대한 중요성을 교육과 상담을 통해 계몽을 하고 있었으며, 그 내용을 책에 담아 보급하여 많은 분들이 읽고 올바른 먹거리에 대한 인식이 새롭게 변화되길 바라고, 이를 통해 건강하고 행복한 삶을 지속할 수 있는 건강한 삶의 기회가 주어지길 바라는 마음입니다.

아무쪼록 국민 건강을 위해 노력하시는 두분의 노력에 응원을 보내며 많은 분들이 필독하시길 권합니다. 감사합니다.

국회의원 **이원욱**

추천사

3

___

　지극한 도는 어려운 것이 아니다. 다만 간택하는 것을 피하면 되느니, 간택하고 싫어하는 마음을 접으면 된다. 미워하고 좋아하지 않으면 화통해져 명백히 드러난다. 간택을 싫어하고 증애가 없는 마음에서 털끝만큼이라도 차이가 있으면 하늘과 땅의 간격으로 벌어진다고 승찬대사는 신심명에서 설하였다.

　정대희 박사의 우주에 대한 깊은 사유와 인간 본래 진면목을 투시하는 음식치유를 읽어 나가면서 끊임없는 자기탐구와 감정이입을 대비하는 성찰을 치유로 승화키는 선비정신을 엿보게 된다. 인간은 항하사의 별 만큼이나 많은 세포로 구성되어 있다. 약식동원을 논하면서 동시에 우주와 인간의 뫼비우스적 연결고리를 투시하는 저자가 담담하게 풀어내는 건강론을 경청하다 보면, 인간은 태어나면서 주변 환경에 영향받을 수 밖에 없는 필연성과 일월성신의 파장에 영향을 받는 유기체적 상관관계임을 인지하게 된다.

　동양철학의 정수인 사주명리를 소화하고 숙성시켜 식치유의 묘법을 제시하는 선천체질학에 기초한 음양허실과 오장육부의 상생 상극의 해법을 제시하는 실증적 식료지침서를 묵묵히 저술해 온 저자에게 경의를 표한다.
　만병의 근원이 세치 혀에서 비롯됨을 관조하게 된다.

　정대희박사가 저술한 음식치유서가 불안 초조 강박에 시달리는 현대인들이 경청하며 공부하여야 할 실사구시 철학적 식치유 지침서로 자리매김하길 바라마지 않는다.

　인간의 질병은 내적 요인과 외적 요인이 항상 병존한다. 몸은 따르지 않는데 마음만 앞서면서 오는 심인성질환, 또는 숨이 턱에 닿도록 육신을 혹사하며 살아야 하는 육체적질환 등 병증의 요인은 헤아릴 수가 없이 많다 할 것이다.

　병증을 마주할 때 현대의학의 미시적 접근으로 오는 폐해를 극복하고 근본적인 병인이 인간의 희로애락으로 기인함을 담담히 풀어내면서 내면의 승강부침을 다스리는 데 적합한 음식궁합의 식료처방을 풀어내는 식치유지침서로 손색이 없다 할 것이다.
　부디 저자가 삶의 외롭고 긴 여정에서 몸으로 터득한 식치유의 묘법지침서가 인구에 널리 회자되길 기원한다.

사단법인 한국치유식품진흥회
중앙회장 **전병하**

추천사

4

태어난 체질과 음식, 그리고 건강한 삶!

저자는 '건강은 무엇이고 질병이란 무엇인가?'라는 것을 화두로 던지며, 우리가 먹는 음식이 건강과 얼마나 깊게 관련되어 있는지를 알려 준다.

자연에 질서가 있듯이 몸의 질서가 이루어지려면 개인의 선천체질과 개인에 맞는 음식 섭취를 통해서 가능하다는 것을 저자 본인과 많은 임상 사례를 통해 이야기한다.

사람이 태어나면서부터 갖게 되는 선천체질을 알고, 본인의 체질에 맞는 음식으로 치유한다는 것은 나에게 큰 충격으로 다가왔다. 하지만 이 책을 읽으면서 이해가 되기 시작했다.

내가 태어난 연월일시에 대해 외양(환경계), 외음(감각계), 내양(육체계), 내음(정신계)으로 나누는 부분은 참으로 획기적이라 할 수 있다. 오장육부에 따른 대표적인 증상을 통해 독자들이 자신의 증상과 오장육부와의 관계를 이해할 수 있고, 또한 어떤 음식을 피해야 하는지를 알려 준다.

나는 이 책을 읽으면서 정대희 박사가 얼마나 따뜻한 마음으로 본인의 솔직 담백한 건강 이야기와 철학을 독자들에게 자세하게 알려드리려고 노력했는지를 마음으로 느꼈다.

푸드닥터가 연출해서 나를 위한 음식치유 강연을 한다는 생각으로 음식이 얼마나 나의 몸과 마음에 영향을 미치고 있는지를 이 책을 읽어 나가면서 진지하게 생각해 보는 계기가 되었으면 한다.

그러면 건강은 이미 여러분의 편에 서 있을 것이다!

선천체질과 음식치유를 통해 건강을 회복하길 진심으로 바라는 바이다.

2022년 12월
대한아로마테라피학회
회장 **윤정식**

추천사

5

　대중매체 등에 소위 말하는 '먹방'이라는 이름이 등장한지는 이미 오래 전입니다. 물론 지켜보는 대중들에겐 신개념의 먹거리이자 볼 거리로 또 하나의 콘텐츠로서 인기를 끌긴 했지만, 이러한 문화는 곧 건강문제로 직결될 수도 있기에 한편으론 우려스러운 일이도 했습니다.

　무방비한 먹는 행위만으로, 정작 중요한 건강을 돌보지 못하고 있는 이 사회 속에서 취재 과정 중에 만나게 된 정대희, 구대희 저자는 유일하게 올바른 먹거리 선택을 강조하고 지지해 온 지식인들입니다. 그간 우리 사회는 급격한 경제성장 속에서 모두 먹고 살기에만 급급했기에 자기개발이나 자기성장을 통해 스펙을 쌓고 더욱 많은 돈을 버는 데 힘을 쏟아 왔을 뿐, 자신의 건강관리는 다소 뒤로 미뤄왔던 것이 사실입니다. 이 가운데 이른바 친환경 및 유기농 먹거리 문화를 기반으로, 개개인에 걸맞는 맞춤형 체질음식과 식습관을 알려 온 저자들의 활동을 비춰 보았을 때, 바쁜 일상을 이유로 신체를 전혀 돌보지 못했던 현대인들을 진지하게 반성하게끔 만들기도 합니다.

　선천체질은 말 그대로 인간이 태어날 때부터 타고난 체질을 말합니다. 선천체질을 기반한 음식치유의 본질은 트렌드에 맞게 자기 자신을 미리 알고 그에 맞는 방법을 실천하는 것을 모토로 하되, 막연히 이걸 먹으면 좋겠지와 같은 종류가 아닌, 그렇다면 자신에게 맞는 음식은 무엇인지, 또한 안 맞는 식습관은 무엇인지에 대해 미리미리 알아 두고 우리네 삶에 적용하자는 것이 기본입니다.

　새롭게 출간된 신간 닥터푸드의 음식치유는 특히 푸드닥터로서 활동 중인 정대희, 구다희 저자가 선천적 체질을 기반으로, 어떻게 해야 본인에게 걸맞은 음식체질과 운동방법을 선택할 수 있을지에 대한 상세한 개념과 방법들이 담겨져 있습니다. 인생의 무수한 단계들을 필히 선택해야만 하는 것처럼, 인간의 건강과 생각, 신체반응들을 전체적으로 관리할 수 있다는 점은 기존엔 없었던 새로운 신개념이자 반가운 희망이 될 것으로 생각됩니다.

　치료의 영역보단 예방의 영역으로, 소 잃고 외양간 고치듯 케어의 의미보단 스스로 미리 관리할 수 있는 자세를 강조하는 '푸드닥터의 음식치유'가 장차 국가 전체의 사회적 경쟁력을 높이고 건강한 사회로 발전시킬 수 있는 밑거름이 되기를 진심으로 기원합니다.

헤럴드경제·코리아헤럴드 어워드 기획 운영사무국,
매거진 월간파워코리아
기자 **지윤석**

추천사

4차산업혁명시대 라고 일컫는 요즘 세상은 너무나도 빨리 변하고 의학의 발전도 놀라워 평균 수명 100세 시대를 바라보고 있다. 노년기에 아프지 않고 삶의 질을 유지하면서 살려면 어떻게 해야 할까? 질문에 대한 답을 찾고자 하는 이들에게 자신만의 선천적 체질을 알고 이에 맞는 음식체질과 운동방법을 소개하는 푸드닥터의 음식치유를 권하고자 한다.

우리 몸은 태어나면서부터 늙을때까지 쉽없이 변하고 있으며 현재에도 끊임없이 변하고 있다. 젊은 나로 되돌릴수만 있다면 얼마나 좋을까? 싶지만 시간을 거스르는건 불가능하다. 하지만 속도를 늦출 수는 있다. 책에서 이야기 하고 있는 건강과 질병의 의미를 이해하고 건강의 비결인 습관을 바꾼다면 노화속도를 최대한 늦추고 살아 있는 동안 건강하게 살아갈 수 있다고 생각한다.

어떤이는 100세까지 사는 것을 거부할 수도 있다. 하지만 살아가는 동안 건강하게 사는 것이 중요하며 몸에 안 좋은 것은 멀리하고 천천히 늦춰 병이 생기지 않게 하는 것이 중요하다고 본다. '화날 때 참을 인자 세 번만 써라'라는 옛 말이 있듯이 화를 내면 교감신경을 자극하여 두뇌활동에 도움을 주지 않기 때문에 화병이 오는 것을 막고자 심신안정에 도움이 되도록 세 번을 쓰라는 것이다. 예부터 전해져 내려오는 말처럼 푸드닥터의 음식치유를 읽어보면 삶에서 나타난 습관의 결과가 어떤 병을 유발하고 또한 고칠 수 있는지

언급되어 있어 많은 이들에게 건강에 도움이 되는 지침서가 되리라고 본다.

2022년 12월 26일
장안대학교 식품영양학과
교수 **이나겸**

추천사

7

소비자가 신뢰하는 알려진 브랜드를 활용해 우리나라 사람들이 그리고 전 세계인이 약이나 병원의 도움 없이 건강한 삶을 살도록 돕는 것이 나의 역할 중 하나라 생각하며 사는 사람으로서, 정대희 박사님과 구다희 박사님의 음식치유법은 모든 사람들에게 필요한 삶의 방식으로 권하고 싶다.

첫 아이를 가졌을 때 감기약을 먹을 수 없어 금귤이나 무채를 설탕에 재어 먹는 전통요법만으로도 면역력을 높이고 감기를 나을 수 있다는 것을 알게 된 이후 어떤 상황에서도 약보다는 음식이나 자연치료를 먼저 찾게 되었다. 그렇지만 음식만으로 불임부부가 아이를 갖고 암환자들을 치료하셨다는 정대희 박사님이 내게 맞는 음식요법 리스트를 처방해 주셨을 때는 조금 당황스러웠다. 비즈니스 미팅이 많다 보니 방이 따로 있는 일식음식을 자주 먹는데 해산물이 금기 음식에 포함되어 있었던 것이다. 내가 어떻게 해산물을 안 먹고 살지? 처음에는 의구심도 많았지만 두세 달만 안 먹으면 자연적으로 안 먹게 될 것이다 라는 말씀을 믿고 일단 해 보기로 했다. 그런데 두어달 후 해산물이나 견과류 같은 금기음식을 먹으면 바로 몸에서 반응이 왔다.

어머니는 평생 소화제를 달고 사실 정도로 위장이 약해서 나도 항상 유전이겠거니 하고 소식하는 편이었는데 알고 보니 정대희 박사님의 금기음식을 먹어서 몸이 불편한 것이었다. 정말 거짓말처럼 자연스럽게 금기음식들을 안 먹게 되었고 훨씬 몸이 편안하게 되었다.

영어에서도 "You are what you eat"이라는 말을 많이 한다. "당신의 몸은 당신이 먹은 음식으로 이루어져 있다" 또는 "당신이 먹는 음식이 곧 당신의 건강을 결정한다"라는 의미일 것이다. 우리나라가 의료보험이 세계 최고인 반면 일인당 항생제 복용량도 세계 최고 수준이라고 한다. 전국민이 '푸드닥터의 음식치유'를 읽고 감기에도 주사 맞는 나라라는 오명에서 벗어나기 바란다.

2022년 12월 25일
한경희생활과학
대표 **한경희**

추천사

8

호주에서 다양한 연령과 인종을 치료하다 보면, 특히 누군가에게는 채식이 독이 되기도 약이 되기도 함을 여러 번 봅니다. 그만큼 본인의 몸이 무엇을 원하는지 잘 파악하지 못한 이들이 여럿 있다는 증명이기도 합니다. 때로는 알고 있음에도 더 나은 방안을 찾지 못해 실천이 되지 않기도 하지요. 저자이신 정대희 박사님을 떠올리면 꿋꿋하고 바르고 꾸준한 사람이라는 단어가 떠오릅니다. 그만큼 여러 임상결과에 따라 제시해 주신 푸드닥터 책의 내용들이 참으로 신뢰가 갑니다.

현대에 와서 의학계의 패러다임은 Biopsychosocial로 변형해 가고 있습니다. 이 의미는 질병을 해석할 때, 단순히 병명으로만 해석할 것이 아니라 환경과 심리학 사회학적 요소를 모두 고려하여 치료의 접근을 하면 효과적이라는 것입니다. 푸드닥터는 현대의학의 패러다임의 흐름 안에서 본질적으로 잊지 말아야 할 요소들을 두루 담은 책 입니다.

어릴 적 듣던 밥상이 건강의 전부라는 정겹지만 과학적으로 증명되지 않았던 진리들을, 여러 방면에서 현대적으로 쉽고 명확하게 해석한 책이어서 더욱 그 가치가 더해집니다.

음식으로 인해 몸이 불편하여 찾아오신 환우분 들을 생각해 보면, 대표적으로 알러지 환자가 있습니다. 우리 몸은 해독하기 위해 균형을 맞추려고 노력하는데 가장 표면적으로 나타나는 반응이 알러지 입니다. 사실 알러지는 겉으로 드러나는 건강한 면역반응이기 때문에 진단에 따른 치료방법을 적용하는 것이 간편한 편입니다. 반면에 이런 분들을 맞닥트릴 때면, 표면적으로 드러나지 않는 여러 기호식품에 대한 몸의 거부반응에 대한 우려가 먼저 드는 때도 있습니다. 푸드닥터는 저의 이런 우려들을 해소시켜 주는 귀한 책입니다. 이렇듯 각기 다른 몸의 성향을 파악할 수 있는 기준을 모두가 보고, 적용하려는 노력에서부터 개개인은 삶의 질이 향상되는 큰 효과를 볼 수 있을 것 이라고 생각합니다.

  현대 사회의 무분별한 음식섭취와 다양한 문화적 흐름을 겪는 지금의 우리가 스스로의 몸을 다면적으로 파악하여 보다 건강하게 삶을 영위할 수 있도록 나침반이 되어 줄 귀한 책을 내 주셔서, 다시 한 번 박사님께 감사드리며, 모두가 더불어 건강할 수 있도록 이 책을 추천하는 바입니다.

2022년 12월 31일
시드니황제한의원
원장 **이정욱**

추천사

9

정대희 신지식인님! 당신이 자랑스럽습니다.

'약식동원(藥食同源)'이라는 말이 있습니다. 이는 사람과 마찬가지로 음식에도 음양(陰陽)과 오행(五行)이 있으며, 이로 인해 사람의 삶과 건강 역시 크게 영향을 받기에, 몸을 건강하게 하는 약(藥)과 건강한 음식(食)은 같은 것이라는 말입니다. 즉 건강한 음식을 먹으면 몸이 건강해진다는 것입니다.

특히 우리나라의 의학과 사회적 인식이 크게 발전하여, '60은 청춘'이라는 말에서 볼 수 있듯이 100세 시대가 현실로 이뤄지고 있는 가운데, 건강한 음식이 가지고 있는 가치와 중요성이 많은 사람들에게 관심을 받고 있습니다.

더구나 지난 몇 년간 '코로나19'라는 글로벌 펜데믹 속에서 건강에 대한 중요성은 물론 그 기본이 되는 먹는 것의 중요성도 매우 높아졌습니다.

이러한 사회적 요구를 선도적으로 인식하고 20년 이상 우리의 고전 의학을 연구해 지난해 신지식인으로 선정된 음식치유전문가이자 푸드닥터인 정대희 박사와 구다희 박사가 건강에 대한 소중한 지식을 공유하기 위해 써 내려간 『푸드닥터의 음식치유』는 그 연구의 집대성입니다.

특히 개개인의 체질을 바탕으로, 각자에게 맞는 음식과 운동방법을 선택하는 것에 대한 상세한 설명과 방법이 기록되어 있습니다. 이러한 점에서 이 책은 건강한 음식을 고민하고 있는 현대인들에게 좋은 지침서가 될 것입니다.

중국 한나라의 『황제내경』에 보면 '곡육과채, 식양진이. 무사과지, 상기정야(谷肉果菜, 食養盡之. 無使過之, 傷其正也.)'라는 말이 있습니다, 이는 '곡물·고기·과일·채소 등 음식으로 정양하면 모두가 낫는다. 어떤 약이든 과하지 않도록 하여야 한다. 그 정기가 상하기 때문이다' 라는 말입니다. 이 책을 읽는 모두가 자신들에게 맞는 음식과 운동을 통해 건강한 삶을 누리기를 기원합니다.

한국신지식인협회 중앙회

회장 **김종백**

Contents 차례

머리말 | 004
추천사 | 006

PART 1 건강이란 무엇인가? | 031

PART 2 질병이란 무엇인가? | 041

PART 3 올바른 습관은 건강의 비결 | 047

PART 4 비만도 습관에 의한 병이다 | 051

PART 5 몸의 질서를 통한 건강은 무엇인가? | 057

PART 6 새로운 질서 '선천체질학' 탄생의 배경 | 061

| PART 7 | 현대적으로 해석된 선천체질학이란? (정대희 박사의 선천체질학이란?) | 073

| PART 8 | 선천체질에너지 구조에 따른 삶(운명)의 결과가 이루어지는 순서 | 077

001 외양(환경계) – 시대적 배경, 유전(환경적) 습관을 나타내는 년주(年柱) | 079
002 외음(감각계) – 후천(교육)적 습관과 학습을 나타내는 월주(月柱) | 080
003 내양(육체계) – 경험과 실천을 나타내는 일주(日柱) | 082
004 내음(정신계) – 감각을 나타내는 시주(時柱) | 083

| PART 9 | 삶에서 나타난 습관의 결과가 운명이다 | 087

001 마음 가는 대로 바라본다, 마음과 관념에 대하여 | 088
002 생각 속에 존재하는 논리 | 100
003 얼굴에는 습관의 틀이 건강을 알려 준다 | 110
004 말을 요리하라, 언어는 표현의 도구이다 | 115
005 습관은 자신이 하는 일로부터 나온다 | 118
006 행동을 관찰하면 병이 보인다 | 125

| 007 | 행동에 의한 결과는 외부 영향에 의해 좌우된다 | 129
| 008 | 행동의 결과가 인생의 전부는 아니다 | 137
| 009 | 경험으로 인한 잠재의식(潛在意識)은 내 마음의 나침반이다 | 148
| 010 | 제품에 사람을 맞추지 말고, 사람에 제품을 맞춰라 | 154
| 011 | 내게 제일 소중한 몸부터 알아야 한다 | 158
| 012 | 마음(心)이 중요한 이유 | 167
| 013 | 우리의 삶은 관계 때문에 고달프다 | 170

PART 10 음식에 대한 오해와 진실 | 175

PART 11 몸에 좋다는 음식은 과연 모두에게 좋을까? | 179

PART 12 음양오행(陰陽五行)이라 불리는 우주와 자연질서의 이해 | 185

| 001 | 음양오행별 장부 배정표 | 187
| 002 | 음양오행별 신체 위치표 | 187

PART 13　오장육부에 따른 대표적인 증상: 육부의 음 증상과 양 증상에 따른 설명 | 191

- **001** 간의 증상: 양쪽 어깨가 무겁고 아프세요? | 192
- **002** 담(쓸개)의 증상: 추위와 더위를 쉽게 느끼고, 오싹오싹한 오한(惡寒) 증상이 많으신가요? | 194
- **003** 심장의 증상: 손이나 손목이 잘 붓고 저림 증상이 있나요? | 198
- **004** 소장의 증상: 자주 체하시고 팔꿈치가 아프세요? | 201
- **005** 비장(지라)의 증상: 멀미가 심하거나 상처가 잘 아물지 않나요? | 204
- **006** 위장 및 근육의 증상: 몸살이 자주 오고 근육이 아픈가요? | 209
- **007** 폐의 증상: 기침을 자주 하고, 피부에 뾰루지가 자주 생기나요? | 212
- **008** 대장의 증상: 변비와 설사 그리고 방귀로 인해 괴롭나요? | 223
- **009** 신장의 증상: 허리가 아프고 두통이 자주 생기나요? | 227
- **010** 방광의 증상: 무릎관절이 아프고 소변이 자주 마렵고 참기 힘드신가요? | 231
- **011** 통증을 넘어 적응하는 위험한 병들 | 235
- **012** 당뇨와 갑상선의 상관관계와 치료방법 | 239
- **013** 우리 몸의 생명유지의 마지막 보루, 암(癌)의 발병과 치료는? | 241
- **014** 불임과 난임을 극복하고 안전한 임신과 출산도 음식체질 식사법으로 가능하다 | 246
- **015** 체질식을 하면서 특정 음식을 먹지 않으면 죽나요? | 249

- **016** 음식체질 구분법으로 치료하는 방법 | 254
- **017** 요요 없는 다이어트 비만 치료법은? | 255
- **018** 침, 뜸, 부항, 사혈, 마사지는 모두에게 맞는가? | 257

PART 14 계절별 성격 심리와 음식 체질 | 263

- **001** 봄에 태어난 체질(2, 3, 4월생) | 264
- **002** 여름에 태어난 체질(5, 6, 7월생) | 265
- **003** 가을에 태어난 체질(8, 9, 10월생) | 266
- **004** 겨울에 태어난 체질(11, 12, 1월생) | 267
- **005** 환절기에 태어난 체질(2, 4, 8, 11월생 추가 참고) | 268

맺음말 | 270

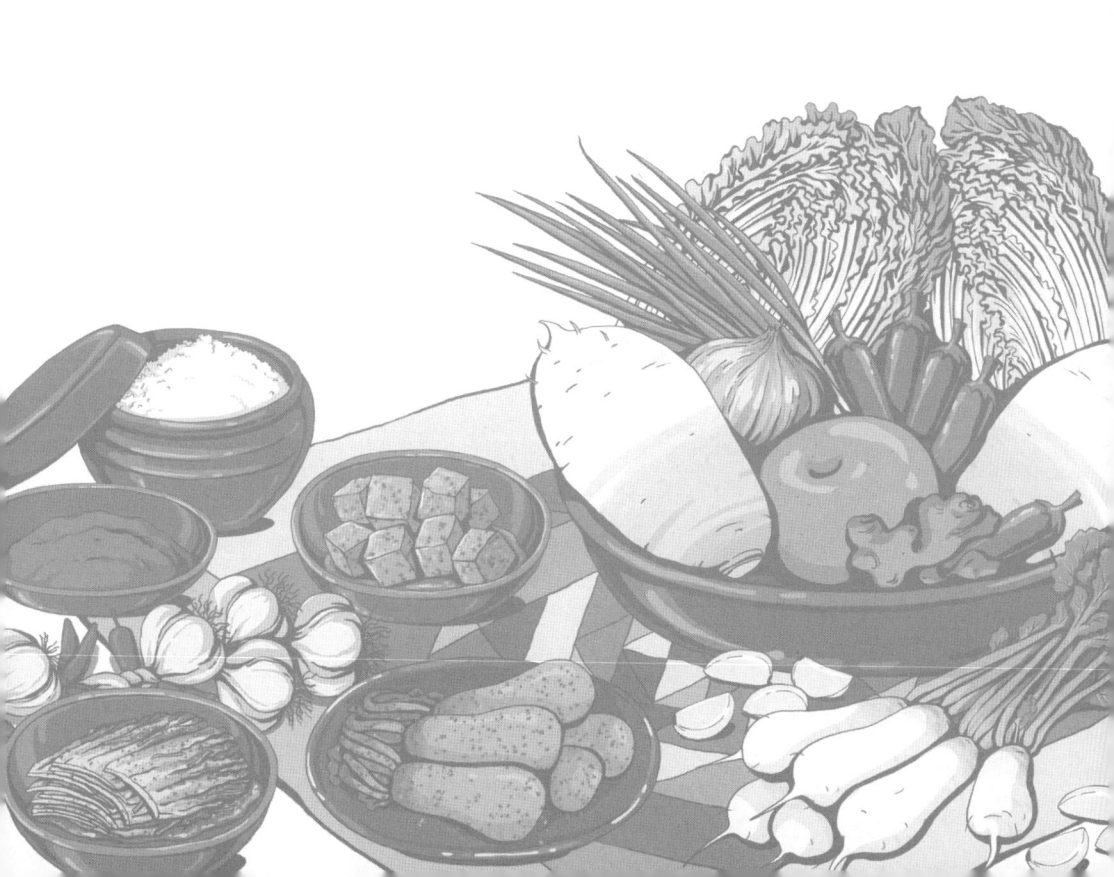

PART
1

건강이란 무엇인가?

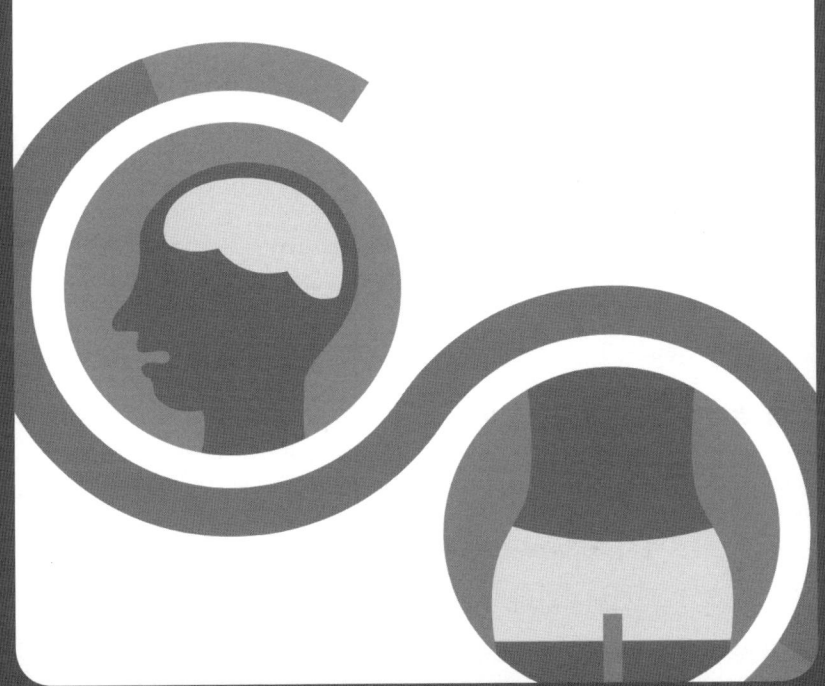

"건강의 정의를 아세요?"

필자는 오랫동안 체질 관련 또는 건강 관련 세미나 교육을 통해서 참여자들에게 이런 첫 질문을 해 왔다.

"건강의 뜻이 뭐라고 알고 계세요?"라고 물으면, 정확하게 대답하는 사람이 생각보다 많지 않다. 통상적으로 나오는 대답은 "잘 먹고 잘 싸고 잘 자는 것"이다. 또 혹자는 "행복한 것"이라고 말하기도 한다.

'과연 건강이란 무엇인가?'

필자가 고전의학인 명리진단학을 공부하여 현대시대에 발전시켜 선천체질학을 완성하고 강의를 시작하면서 자신에게 한 첫 질문이었다. 여러 종류의 사전을 찾아보니, 그나마 마음에 들게 잘 설명되어 있는 내용은 다음과 같았다.

사전적 의미는 몸이 굳세진 상태, 즉 몸이 튼튼한 상태를 말하지만, 좀 더 구체적으로 상세하게 말하자면, 세계보건기구(WHO)에서 정의한 내용을 예로 들 수 있다.

'건강이란? 육체적·정신적·사회적·영적으로 안녕한 상태를 말함.'

뜻을 살펴보니, 육체적인 것은 익히 알고 정신적인 것도 납득이 가는데, 사회적 또는 영적으로 건강해야 한다는 말이 마음에 와닿지 않았다. 그래서 천천히 살펴 연구를 하기 시작했다.

첫째, 육체적 건강이란 무엇인가?

몸의 신체적 기능이 원활하고 병에 걸려 있지 않은 상태를 말한다. 병에 걸려 있거나 신체기능이 문제가 생겨 활동에 작은 부자연스러움이 있다면, 육체적으로 건강하지 않은 것이다. 간혹 세미나 참여자들에게 "육체적으로 건강하다고 생각하시는 분 손 들어 보세요?"라고 하면, 많은 사람 가운데 한두 명 정도만 손을 들 정도이다. 현대인이 대부분 몸에 병증을 갖고 있거나 몸이 원활한 신체적 기능을 하지 못한다고 여기고 있음을 증명하는 것이다.

둘째, 정신적 건강이란 무엇인가?

생각이 건전하고, 사고 능력에 문제가 없으며, 근심 걱정이 없는 상태를 말한다. 한마디로 근심이 있거나 걱정이 있다면, 정신적으로 건강하지 않다는 말이다. 나아가서 편안한 숙면을 이루기도 쉽지 않을 것이다.

다시 질문했다.

"근심 걱정 없으신 분?"

그러자 아무도 손을 들지 않았다. 참으로 정신적인 문제가 심각하다는 생각이 들었다. 근심 없는 사람은 정신적으로 건강하다는 말엔 누구나 동의할 것이다. 하지만 근심을 없애고 정신적인 건강을 찾는 방법에 대해서는 참으로 어려움이 많다. 책을 읽거나 마음을 수련하거나 종교생활을 하는 등의 활동을 통해서 보완하려 하지만, 만족스럽지 못한 것이 사실이다.

셋째, 사회적인 건강이란 무엇인가?

사회적으로 건강하다는 말은 인간관계의 원만함을 통해 사회적 관계의 건강을 유지하는 것을 의미한다. "주변인과 분쟁이나 불편한 관계가 없고 평화롭고 원만한 상태인 분 손 들어 보세요"라고 하자, 역시 단 한 명도 손을 들지 못했다.

어떤 이는 인간관계에 있어서 어떻게 불편함이 없을 수 있느냐는 질문까지 했다. 도저히 용서 못 할 인간이 있어서 어렵다고 호소하는 사람도 있다. 상당수의 주부들은 "집에 원수가 있다"라고 하며 특히 가족 간에, 부부 또는 자녀 관계 문제가 심각하리만큼 위험한 상태에 놓인 가정도 상당히 많다는 것을 알게 되었다. 이런저런 인간관계나 가족관계의 어려웠던 내용을 말하며 눈에 분노나 울분, 억울함까지 가득한 채 한탄에 가까운 말을 하는 사람도 있으니, 심각한 상태가 아닐 수 없다.

넷째, 마지막으로 영적 건강이란 무엇인가?

영적 건강은 모든 사물과 상황에 사리분별이 명확하여 구분·구별·판단 능력을 갖춘 지혜로운 상태로써, 옳고 그름을 바르게 판단하며 건전한 양심적 가치관이 잘 확립된 상태를 말한다.

다시 물어보았다. "나는 그래도 거짓말 한 번도 안 하고 양심적으로 살아간다고 생각하시는 분?" 그러자 몇몇 분이 간혹 심각한 목소리로, '노력은 하지만 쉽지 않다'거나 '사회에서 그렇게 살아갈 수 있는가?' 하는 질문을 하기도 했다. 험악한 사회구조 속에서 진실한 양심을 지키기에도 버거운 영적 병증에 시달리는 게 당연한 일인지도 모른다. 필자 또한 소위 말하는 하얀 거짓말조차 하지 않으려 노력하는 사람으로서, 수많은 경험 속에 진실하게 말하는 것이 후에 문제가 발생하지 않는다는 것을 알기에 최선을 다해 지키려 하는 부분이기도 하다. 그러나 이 모든 것이 건강한 육체적 건강과 이에 걸맞은 체력이 없으면 불가능하다.

건강함은 단순히 잘 먹고 잘 사는 문제가 아니다. 아주 종합적인 의미가 있다. 육체적·정신적·사회적·영적으로 안녕한 상태를 말하는 건강이라면 말이다.

여기서 '안녕'이라는 말에 주목해야 한다. 안녕[1]이라 함은 모든 것이 평안한 상태를 의미한다. 우리는 매일 주변인을 만나 인사할 때 "안녕하세요?"라고 한다. 다시 말해 "안녕하세요?"라는 인사의 의미는 육체적·정신적·사회적·영적으로 평안한지를 물어보는 것이다. 매일 우리는 안녕이라는 말로 인사를 하면서, 실제로 얼마나 안녕하고 건강하게 살아가고 있는가?

육체적·정신적·사회적·영적 건강 중에 어느 것 하나 안녕하지 않다면, 엄밀히 말해 건강하지 않다는 말이다. 건강은 단순히 육체적인 면만을 말하는 것이 아니란 인식을 바르게 해야 한다.

육체적 질병 문제는 발병이 되어야만 병원에서 치료를 한다. 발병 전에는 그러려니 하고 쉽게 생각하며 넘기는 경우가 대부분일 것이다. 비싼 물건이나 귀중품은 작은 상처에도 애지중지하면서 고치거나 회복시키려 한다. 하지만 어떤 물건보다 값진 소중한 자신의 몸에 생긴 작은 상처는 대수롭지 않게 생각하는 것이 일반적이다. 필자는 이러한 풍토나 자기 사랑, 자기 관리가 되지 않는 물질 중심적 사회 풍토를 매우 우려스럽게 생각하며, 작은 노력이지만 근본적 문제를 해결하는 사회계몽운동에 힘쓰려 한다.

건강관리에서 정말 중요한 것은 병에 걸리기 전에, 또는 증상이 나타나기 전에 예방하고 발병하지 않게 하는 것이다. 하지만 제대로 된 예방법이나 자신에게 맞는 최적화된 양질의 생활습관을 알기란 매우 힘들다.

필자는 늘 강의 중에 육체적 건강을 만드는 방법을 이렇게 정의한다.

---

1) 안녕(安寧)
  아무 탈 없이 편안함.

첫째, "육체적 건강은 바른 식습관과 운동습관에서 만들어진다."

과연 바른 식습관이란 무엇인가? 나의 선천[2]적 체질에 맞는 바른 식습관을 어떻게 찾고 어떻게 지켜야 하는가?

육체적인 병증에 걸려 병원이나 기타 치료 방법으로 해결 안 된 분들이 상담을 요청하고 찾아오곤 하는데, 그들은 대부분 자신의 체질에 맞지 않는 식습관을 갖고 있다. 이와는 반대로 그나마 건강을 유지하는 분들을 보면 자신의 체질에 맞는 음식습관과 생활습관으로 건강하며, 큰 병에 걸리지 않고 삶의 질도 높은 편이다.

과연 나에게 독이 되는 음식과 약이 되는 음식은 무엇일까? 이 책을 통해서 나에게 독이 되는 음식과 약이 되는 음식을 구분하는 최고의 기회를 만나게 되길 바란다.

둘째, "정신적 건강은 바른 지식과 사고 능력에서 만들어진다."

정신적 건강은 육체적 건강의 바탕 위에 세워지는 지식과 같다. 판단력이 흐려지면 무엇이 옳은지 그른지도 모르고, 선택이나 생각이 잘못된 곳으로 흘러간다. 특히 근래에는 바른 건강 지식이 아닌, 잘못된 건강 지식으로 인해 사회적 문제가 많이 일어난다. 언론 매체나 인터넷, 각종 책에서 얻어지는 정보가 검증되지 않은 상태로 범람해서 대중의 판단에 혼선을 많이 초래한다.

바른 지식이란 증명된 지식을 말한다. 막연한 것이 아니라, 증명되고 확증된 지식을 찾고 얻어 내 스스로 확인 또는 증명하는 습관이 절실히 필요하다.

인간의 생각과 말은 거짓을 만들어 내기도 한다. 그러나 우리 몸은 거

---

2) 선천(先天)
　태어날 때부터 몸에 지니고 있음.

짓말을 하지 않는다. 우리는 상상만으로도 느낌을 주거나 몸에 반응을 일으킨다. 맛있는 음식을 상상하면 입에 침이 고이는 것처럼, 반대로 아무리 내 앞에 맛난 음식이 있어도 내 마음이 불편하면 맛있는 음식으로서 역할을 하지 못한다.

하지만 음식을 먹고 반응하는 몸은 절대 거짓으로 반응하거나 증상을 만들어 내지 않는다. 아무리 좋은 음식도, 또 건강에 도움이 된다는 건강 보조식품도 내 몸에 직접적으로 검증하여 72시간 내에 좋은 반응이 없다면, 나의 몸에 맞는 음식이라고 보기에 어렵다는 이야기다. 그러므로 무조건적으로 언론 매체의 광고 성향의 정보를 맹신하는 것은 매우 무모하고 위험하다.

셋째, "사회적 건강은 바른 인간관계와 소통 능력에서 만들어진다."

바른 인간관계는 나의 온전한 육체와 바른 정신에서 나오는 에너지를 통해 주변인과의 관계를 원만히 이루어 가는 모습이다. 소통이 원활할 때 사회적으로 건강하다고 볼 수 있다. 과연 우리는 주변인과의 관계가 완벽한가? 분쟁이나 갈등이 있지는 않은가? 있다면, 그 역시 건강이 완전하지 않은 결과다. 사회적으로 건강한 관계를 맺는 사람은 정신적으로 건강하고, 나아가서 육체적으로도 건강한 모습을 갖고 있다. 또한 육체적으로 건강한 사람은 정신적으로 건강하고, 사회적으로도 주변인과 건강한 관계를 이루고 있다. 스스로에게 나는 건강한지 질문을 던져 보자.

넷째, "영적 건강은 올바른 양심적 가치관에서 이루어진다."

현대 사회는 올바른 가치관이 무너졌다고 해도 과언이 아닐 정도로 험악한 세상이 되었다. 사람의 생명이나 인간성에 대한 무한한 가치는 사라지고, 오로지 물질문명에 황금만능주의가 팽배하여 정신적 가치관은 퇴색되어 가고 있다. 쉬운 예로, 모든 제품이나 물질에 사람이 종속되어 제품이나 물질에 사람이 맞추어 사는 세상이지, 사람에 제품이나 물질을 맞추는 세상이 아니란 말이다. 그러한 풍토는 점점 사람 본연의 소중한 가치를 물질의 기준으로 저울질하는 큰 오류를 범하고 있다.

인간을 위해 만들어진 거주 공간, 그 속에 채워진 편리한 도구들, 그리고 잘 정리된 환경, 나아가 심지어 돈이라는 화폐조차 인간이 존재하지 않으면 가치가 하락하게 마련이다. 결국 인간이 존재함으로 인해 세상에 존재하는 모든 것이 가치 있게 된다. 그러나 우선순위는 너무도 많이 변하고 자신에 대한 정체성까지 흔들려, 물질은 많이 소유했으나 영적 고갈로 인한 정신질환으로 많은 사람들이 병들어 있다.

그렇다면 나는 과연 어떠한가? 육체적·정신적·사회적·영적으로 안녕한 상태를 유지하여 완전한 건강을 소유하고 있는가? 우리 모두가 사회적으로 아무리 많은 물질을 소유하고 있거나, 성공하거나, 명예를 얻는다 해도 건강하지 않으면 무슨 소용이 있겠는가? 소유한 것을 사용도 활용도 못 하는 상태로 전락하고 만다. 건강은 우리의 삶에 가장 중요한 것이다. 그래서 나이 들어 경험이 많을수록 '건강이 최고'란 말을 이구동성으로 하는 것이다.

그렇다면 어떻게 해야만 네 가지의 조건에 부합된 건강을 지키며 살아갈 수 있을까?

제일 먼저, 가장 기본이 되는 육체적 건강을 위해 올바른 지식과 기준으로 명확히 하고 증명된 정보나 지식만 취해야 한다, 나아가 자신만의 선천적 체질을 알아 이에 맞는 음식체질과 운동방법을 알고, 음식 구분을 통했을 때 건강의 첫걸음을 이루어 낼 수 있다.

필자는 음식체질 구분을 통해 알 수 없고 회생이 어려운 병증의 수많은 환자들을 살려 내고 치유했다. 오로지 음식 구분을 통해서만 자연스러운 자가 치료 및 회복을 가능케 하고 성공했다. 유명 대형병원에서 사형선고를 받고 수개월 시한부 판정을 받은 말기 암환자를 많이 만났고, 그들의 병증을 완화시켰으며, 완치 및 치유를 했다. 지금도 많은 시간이 흘렀지만 건강을 유지하며 문제없이 살아가는 분들이 많다.

치료를 위해 오로지 음식 구분, 즉 독이 되는 음식과 약이 되는 음식을 구분한 것뿐이다. 이러한 육체적 규칙성을 알아내기까지 수많은 시간이 걸렸고, 수많은 임상을 통해서 고생 끝에 완성했다. 이러한 귀한 깨달음과 발견이 많은 분들에게 도움 되고 쓰임이 되어, 희망이 되고 건강하고 행복한 삶을 살아가시기를 소망한다.

PART
2

질병이란 무엇인가?

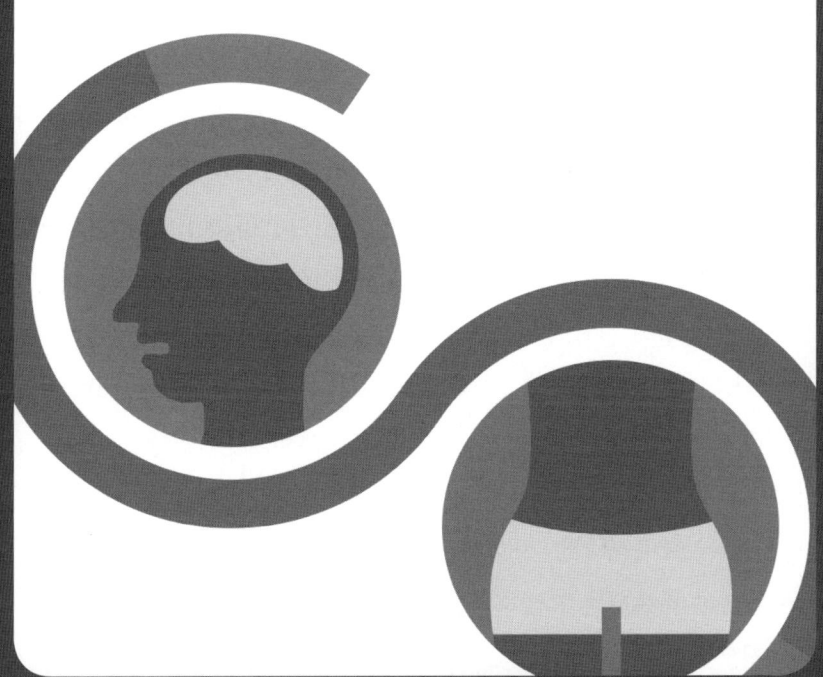

인간의 몸에 생기는 온갖 병증을 질병이라 한다. 신체적 기능이 비정상적으로 움직이는 상태를 의미하며, 넓은 의미로는 극도의 고통을 비롯한 스트레스로 인한 사회적인 문제, 그리고 신체 기관의 기능 장애, 나아가서는 죽음까지 이르는 포괄적 의미를 내포하고 있다. 다시 말해 질병은 작게는 불편함으로부터 크게는 죽음까지를 말한다. 나아가 꼭 개인에게만 한정되는 것이 아니라, 사회적인 맥락으로 이해되기도 한다. 더 넓게 말해서 질병은 사고나 장애, 증후군, 감염, 행동 장애 등을 모두 의미한다. 앞서 말한 건강의 반대 의미다.

육체적 질병은 자신의 선천적 체질에 맞지 않는 비정상적 식습관과 운동습관에서 만들어진다. **또한 정신적 질병은 비정상적 지식을 기준으로 하는 생각에서 만들어진다. 나아가 사회적 질병은 비정상적 인간관계와 불통에서 만들어진다.**

우리는 누구나 한두 가지 질병을 갖고 살아간다. 깊이와 수준의 차이가 있을 뿐, 모두가 아프고 힘든 삶을 살아간다. 이러한 질병에서 우리가 탈출해서 새롭고 건강한 삶을 얻어 내려면 어떻게 해야만 할까?

깊이 생각해 봐야 한다. 무조건 몸에 증상이나 병증이 있다고 질병에 걸리고, 없다고 질병에 걸리지 않는 것이 아니다. 우리 삶 전반의 불편한 요소들이 질병의 시작이자 매개체가 되어 질병으로 전환될 기회를 엿보고 있다. 그것을 이겨 내고 저항하고 알아차리는 힘을 면역력 또는 저항력이라고 한다.

면역력(저항력)에 대한 오해와 진실은 무엇인가?

면역력은 반복되는 자극 따위에 반응하지 않고 무감각해지는 상태를 비유적으로 이르는 말이다. 또는 몸속에 들어온 병균에 대해 대항하는 항체를 생산하여, 독소를 중화하거나 병균을 죽여서 그 병에 걸리지 않게 된 상태 또는 그런 작용이다.

그런데 사람들은 면역력과 적응력을 혼동한다. 적응력을 면역력으로 착각하여 무감각해지는 것이다. 여기서 무감각이라는 것도 질병에 해당한다.

예를 들어 나의 체질에 좋지 않은 음식을 먹었다고 하자. 이럴 때 우리 몸은 해당 음식이 몸에 맞지 않으므로 자가적으로 반복적인 거부 반응을 한다. 가볍게는 소화불량을 비롯한 배탈이나 설사, 심지어는 구토 증상을 유발하여 자동으로 방어 시스템을 작동시켜 최대한 막으려 한다. 하지만 반복적으로 맞지 않는 음식을 섭취하는 행위에 적응하여 무감각해지면 몸에 독소가 쌓이고, 해당 독소를 방치하게 된다. 그 독소가 우리 몸에서 하는 일은 뻔한 것 아닌가? 곧바로 가벼운 증상으로부터 시작하여 병증을 일으키고 고질병을 일으키게 된다.

일정한 조건이나 환경에 적응하여 맞추어 응하거나 알맞게 되는 능력을 혹시 면역력이라고 착각하고 있는 사람은 없는가?

예를 들어 우유를 먹으면 설사하는 사람이나, 술을 먹으면 배탈이 나거나 구토하는 사람들이 몸의 상태를 무시하고 계속 먹으면, 몸은 설사 증세를 비롯한 민감한 반응을 하지 않고, 감각이 망가져 감지할 수 없게 되어 결국에는 신체가 아무것도 느낄 수 없는, 포기하는 상태가 된다. 그렇게 만들어진 통증에 대한 적응력이나 참을성이 쌓여 반복되는 현상을 통해 병을 키우게 되고, 일정 기간 또는 오랜 시간이 지난 후에 몸에서 견디지 못하게 되면, 심각한 중증에 이르게 된다.

약에 대한 부분도 마찬가지다. 우리가 치료를 위해 사용하는 약들 중에도 치료보다는 적응하게 하고 몸에서 방어하는 반응들을 둔감하게 하여, 몸의 자가적 재생 또는 회복을 방해하는 경우가 많다. 많은 비용을 지불하며 좋은 음식과 좋은 약만 골라 먹는 우리가 왜 병에 걸리는가? 심각하게 되돌아 생각해 봐야 한다.

  병에 걸린다는 것은 지금까지 섭취해 온 것들이 문제가 있음을 반증하는 것이지만 우리는 이를 묵인하고 병을 당연하게 여겨 왔다. '너도 나도 우리 모두가 아프니 아픈 것이 일반적이고, 정상인 것이며 나이 들면 당연히 아픈 것이다.' 이러한 생각이 우리에게 당연한 것으로 인식되었다. 그래서 질병에 대한 개선도 치료도 제대로 하지 못했던 것이다. 자연은 모든 생명을 유지시켜 주기 위해 수많은 세월동안 변함없이 존재해 왔다. 그러나 우리가 무엇을 잃어버렸기에 질병이 찾아온 것인가? 자연의 소리에 귀를 기울여야 하는 시기가 도래한 것이다.

  다음은 상담을 통해 음식 구분으로 오랜 지병을 치료한 환자 중의 한 사례이다. 30년 가까이 위장병에 시달리면서 고생한 이 환자는 늘 위가 아프다고 호소해 왔는데, 그때마다 늘 같은 처방을 받고, 같은 약을 먹었다. 그런데 오랫동안 위장병이 해결되지 않았다. 왜 그런 상황이 되었는지 상세히 들어 보았다. 그는 소화가 안 되어 병원에 갈 때마다 늘 같은 처방을 받았는데, 고쳐지거나 개선되지 않았다. 하지만 특별한 대안이 없었기에 어쩔 수 없이 심한 통증이 올 때마다 진정시키는 약으로 버텨 왔다는 것이다.

  그렇다면 그것은 치료법이 아니라, 그냥 현상을 유지하는 정도의 미약한 관리법이다. 대안이 없다고 해당 방법을 지속적으로 쓰는 건 더욱 무모하고 증상을 더 키우는 상황을 만든다. 상식적으로 볼 때, 치료 방법을 사용하여 짧은 기간 내에 치료가 되지 않는다면 해당 방법은 잘못된 것일 가능성이 대단히 높다. '언젠가는 좋아지겠지.' 하면서 약만 장기간 복용하면 다른 신체 장부까지 질병에 걸리게 되고, 엄청난 중병으로 발전시키는 상태를 스스로 자처하게 된다. 참으로 안타까운 상황이다.

그러나 대부분의 오랜 병이라 불리는 지병이나 숙병을 가진 환자들은 이와 비슷한 상황을 겪고 있다. 특히 장기간 약을 복용해야 하는 질병들은 대안이 없기에, 병원에서 치료도 되지 않는 약에 비싼 돈을 지불하며 오랫동안 복용하게 된다. 그리고 이것저것 근거 없는 처방이나 민간 처방을 사용하여 다른 병을 키워서, 또 다른 병증으로 병원에서 받는 약이 점점 늘어나게 되는 현상을 주변에서 흔히 볼 수 있다.

시골에 거주하는 노인층들은 지식이 부족하여 이런 부분에 더욱 취약해서, 치료는 못 하고 병원이나 의사, 약사에게 돈벌이만 시켜 주는 상황이다. 중대한 질병의 치료가 안 되면 치료 가능한 병원이나 방법을 찾아 전국을 다니며 알아보는 사람들은 극히 드물고, 그마저도 금전적 여유가 될 때만 가능한 현실이다. 그대로 자포자기하듯 겨우 현 상태를 유지하거나 과량의 약으로 병증을 눌러 놓는 정도의 방법을 사용하는 경우가 대다수일 것이다. 참고로 우리나라는 과량의 약을 사용하는 나라로 유명하다. 우리는 통증에 대한 참을성을 반복적으로 키워 적응하게 하여 내성을 키우고, 시간과 물질을 지속적으로 낭비하고 있다.

필자가 수많은 임상을 통해 알게 된 것은 우리 몸의 질병이 대부분 자신의 체질에 맞지 않는 음식 섭취에 의해 시작되거나 만들어지는 경우가 많다는 것이었다. 나에게 맞는 음식체질에 따른 건강한 음식섭취는 육체적인 건강뿐만 아니라 외부적 영향을 이기는 면역기능의 근본이 된다. 그러나 대다수의 사람들은 불완전한 육체에서 나오는 불안한 심리로 스트레스를 받으며 질병을 키우고 있다. 과연 지금의 건강관리 방법과 치료 방법이 나에게 합당한지 생각해 봐야 한다.

PART
3

올바른 습관은
건강의 비결

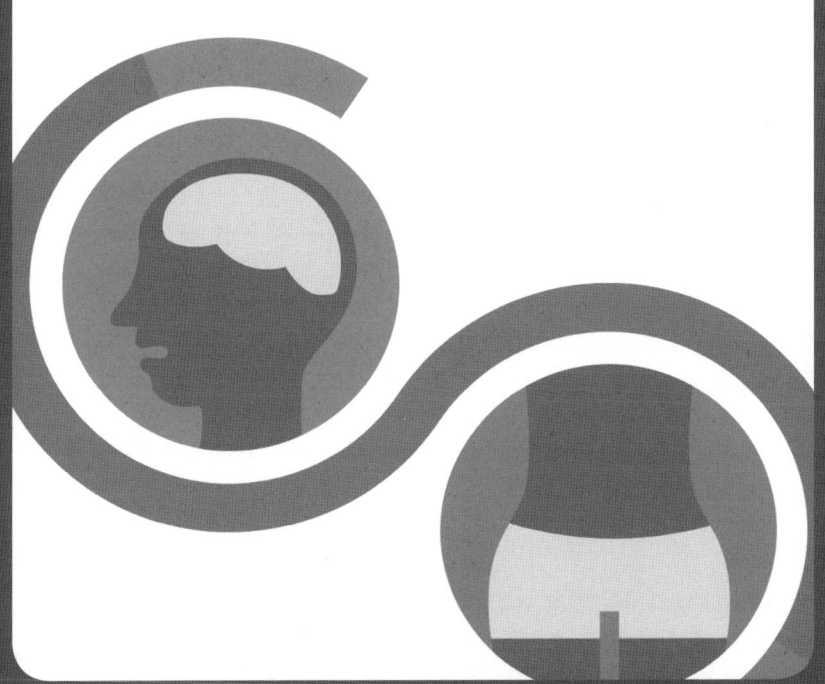

대부분의 질병은 생활습관에 의해 만들어진다. 과연 습관은 어떻게 만들어지는가? 습관이란 여러 번 되풀이함으로써 저절로 익고 굳어진 행동으로서, 치우쳐져 고치기 어렵게 된 성질이다.

옛말에 '버르장머리 없다'라는 말에서 '버릇'은 다른 말로 하면 '습관'이다. 필자가 오랫동안 습관 관찰을 통해 구분한 것은, 질서에 의해서 형성된 습관과 무질서에 의해 형성된 습관, 이 두 종류였다.

질서란 규율, 규칙, 규정, 또는 법칙을 말한다. 질서에 의해 형성된 습관, 규율이라는 자기 통제와 규칙이라는 일정함, 그리고 규정이라고 하는 모든 행위에 대한 정의가 내려져 있는 상태를 말한다. 즉, 법칙이라는 일정한 틀이 있다는 것이다. 다시 말해 질서에 의해 형성된 습관은 몸의 상태를 일정하게 유지해 주며, 외부로부터 환경적 변화에 대응하는 힘이 뛰어나고 강하다.

하지만 무질서에 의해 형성된 습관은 비규율, 비규칙, 비규정, 반법칙적인 행위의 상태를 보인다. 이렇게 무질서한 습관은 몸의 자가적인 생체리듬과 일정한 자율신경의 운영을 혼란스럽게 하여, 몸의 각 기관과 장부의 기능을 현저하게 저하시킨다. 다시 말해 좋은 습관이란 질서에 의해 형성된 습관이고 이것은 축복이 되지만, 나쁜 습관은 무질서에 의해 형성된 습관으로 저주가 된다.

이러한 습관은 나에게만 머물러 있는 것이 아니다. 나의 자녀에게 대물림되어 이어지고 자손에게 유전된다. 이러한 무질서에 의해 형성된 습관이 대물림되어 암에 걸리는 집안은 대를 이어 암에 걸리고, 심장병에 걸리는 집안은 대를 이어 심장병에 걸린다. 이 부분에 대해서 수많은 시간 동안 조사한 결론은 식습관의 대물림이 원인이었다.

흔히 가족력이라고 불리는 암이란, 암에 걸리는 식습관으로 길들여진 가족에게 나타나는 습관에 의한 유전적 증상일 뿐, 몸에 잠재된 것이 아니라는 사실이다. 반대로 대물림된 가족 습관을 바꾸어 주면, 해당하는 유전적 병증이 나타나지 않는다.

  그만큼 나의 습관은 매우 중요하고, 이 습관에 대한 검증이 미흡하면 알게 모르게 부모에게 물려받고 또 자녀에게 물려주게 된다. 나의 생활 습관이 축복 또는 저주가 될 수 있다는 것이다. 아무리 나쁜 부모라도 자녀에게 병을 물려주고 싶지는 않을 것이다. 바르고 온전한 식습관을 통해서 건강을 유산으로 준다면, 그것이 바로 최고의 축복된 유산이 될 것이다.

PART 4

비만도
습관에 의한 병이다

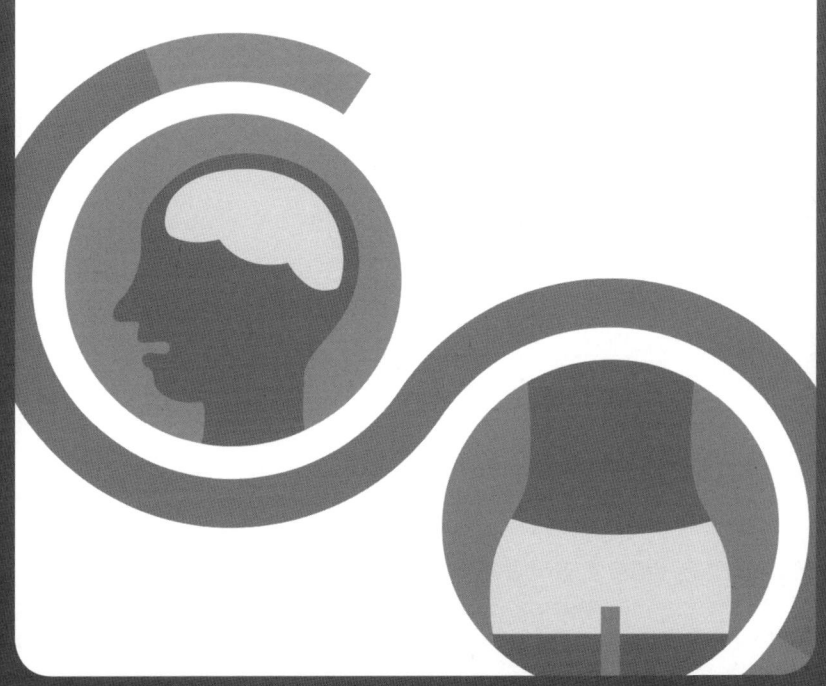

사회적으로 비만은 우려스러울 만큼 큰 문제를 갖고 있다. 비만으로 인해 스트레스와 병증 그리고 사회 적응에 문제가 생기는 사람들이 많아지고 있다. 또한 비만을 해결하기 위해 엄청난 비용을 개인적으로나 사회적으로 투자하기도 한다.

다이어트(diet)란 음식 조절을 하고, 체중을 줄이거나 건강 증진을 위하여 제한된 식사를 하고, 덜 먹거나 식이요법을 하는 등의 행위를 말한다. 그러나 다이어트는 대부분 실패를 많이 한다. 실패한 현상을 요요 현상이라 한다. 요요 현상이란 원래 상태로 돌아가는 것을 의미한다.

다이어트 식품이나 약을 사용하거나 섭취할 때는 체중이 감량되지만, 다이어트 식품이나 약의 섭취를 중단하거나 끊으면 처음 상태로 되돌아가는 악순환이 반복된다. 이것이 수차례 반복되면 내성이 생겨 어떤 방법으로도 해결되지 않기도 한다. 이러한 비만 상태를 고도 비만 또는 중증 비만이라 한다.

왜 다이어트에 실패하고 요요 현상이 일어나는 것일까? 답은 간단하다. 습관을 바꾸어 주지 않았기 때문이다. 체질적으로 먹어야 하는 음식과 먹지 말아야 하는 음식을 가려 주고 유지하도록 해야 하는데, 약이나 다이어트 식품에 의존하여 단기간에 체중 감량을 하고, 체중 감량 후에 비만을 유발하는 생활습관도 그대로, 식습관도 그대로였기 때문이다. 어쩌면 요요 현상이 나타나는 것은 당연한 것이다.

그렇다면 지금까지의 다이어트 방법은 무엇이 문제인가?

첫째, 무엇을 기준으로 음식 조절을 하는지 불분명하다.

왜 비만이 되었는지, 어떤 습관에 의해, 또는 어떤 식습관에 의해 비만이 되었고, 어떤 체질이라 그런 현상이 되었는지도 불분명한 상태로 다이어트를 진행한다. 다시 말해 근본적인 원인도 모른 채 무작정 다이어트를 무리하게 진행한다는 것이다. 과도한 다이어트로 죽음에 이르는 일도 종종 일어나고 있지 않는가?

둘째, 과연 덜 먹는 것이 옳은 방법인가?

다이어트는 굶지 않고도 충분히 체질에 맞는 음식을 구분하여 먹으며 이루어 낼 수 있다. 나에게 비만을 유발하는 음식들과 생활방식을 제거하고, 나의 체질에 맞는 음식을 찾아 먹기만 해도, 다이어트는 성공적으로 할 수 있다. 굶거나 덜 먹는 방법으로 고통스럽게 다이어트를 하지 않아도, 체질에 맞게 음식 구분을 하여 섭취만 하면 자연스럽게 체중 감량을 하게 된다. 음식체질에 따른 나의 식습관은 자연스러운 체중 감량과 건강 유지, 그리고 몸에 있는 각종 병증까지 해결하므로, 비만으로 유발된 몸의 이상 증상을 한꺼번에 해결할 수 있다.

셋째, 영양 불균형 및 부족으로 또 다른 질병을 초래하는 게 옳은가?

한 달에 20kg 이상의 과도한 체중 감량은 건강에 심각한 타격을 주고, 오히려 미용적으로도 안 좋은 결과를 만들어 내기도 한다. 영양 불균형은 질병유발뿐만 아니라 신체에 심각한 타격을 주어 생명에 지장을 주기도 한다. 이러한 영양학적 불균형은 심리적인 불안을 초래하고, 강박관념에 시달리거나 정신질환을 유발하는 이중 삼중의 연쇄적 문제를 심각하게 발생시킨다.

이러한 극단적이고 문제가 많은 방법보다 자신의 선천적 체질에 맞는 음식체질 습관을 익히고, 전반적 생활습관의 교정을 통해 개선하고, 자신의 체질에 맞는 운동법을 통해 체질 다이어트를 하는 것이 바람직하다.

선천체질 다이어트란? 음식(영양)에 사람을 맞추는 방식이 아닌, 사람이 자신의 체질에 따라 음식(영양)을 맞추어 구별하고 섭취하는 방식을 말한다.

선천체질 다이어트는 나의 잘못된 선택의 오류와 요요 현상, 합병증을 유발하지 않고, 오히려 갖고 있던 질병까지 해결하는 최적의 방법이라 볼 수 있다.

우리는 어릴 적에 먹을 것이 없어서 김치와 밥만 먹고도 잘 자라 왔다. 영양 불균형이었다지만 질병은 많지 않았다. 하지만 현대 사회는 좋은 음식과 과다한 영양 섭취로 일어나는 수많은 희귀성, 난치성 질병과 건강문제로 인해 사회적 비용 낭비와 어려움에 시달리고 있다.

우리는 농경 사회와 산업화 사회를 지나며 노동 집약적 생활에 필요한 식습관을 형성해 왔다. 그래서 현시대처럼 몸을 덜 움직여 운동량이 적은 게 아니라, 노동이나 장거리 보행으로 활동량이 많고 에너지 소모가 많은 데 비해 음식섭취 또는 영양 섭취가 상대적으로 적었다. 그래서 질병을 해결하기 위해 영양을 보충하는 보약이 발달하고, 처방도 많이 먹는 식의 영양 보충을 중심으로 발달했다.

그러나 지금은 영양 섭취는 많은데 비해 활동적이지 않은 생활을 한다. 그러한 상황으로 인해 헬스클럽에서 비용을 지불하며 운동하는 실정이며, 돈을 주고서라도 많이 먹어 몸에 축적된 독소와 살을 빼기 위해 영양을 제거하는 다이어트나 디톡스 요법, 즉 해독에 관련된 처방을 해야 하는 상황으로 변했다. 또한 심각하리만큼 저녁마다 TV에서 먹방(먹는 방송)이 나오며 식욕을 자극해 대중에게 야식이 생활화되고, 자극적이고 기름진 음식에 길들여져 가게 하고 있다.

　많이 움직이면 많이 먹고, 적게 움직이면 적게 먹는 것이 맞다. 하지만 현대 사회는 적게 움직이고 많이 먹는 실정이다. 몸의 상태가 어찌 될지는 뻔한 이치다. 자신에게 맞는 음식체질을 찾고 균형 있는 양질의 식사를 통해 건강을 회복을 해야 할 중대한 시점이다.

PART 5

몸의 질서를 통한 건강은 무엇인가?

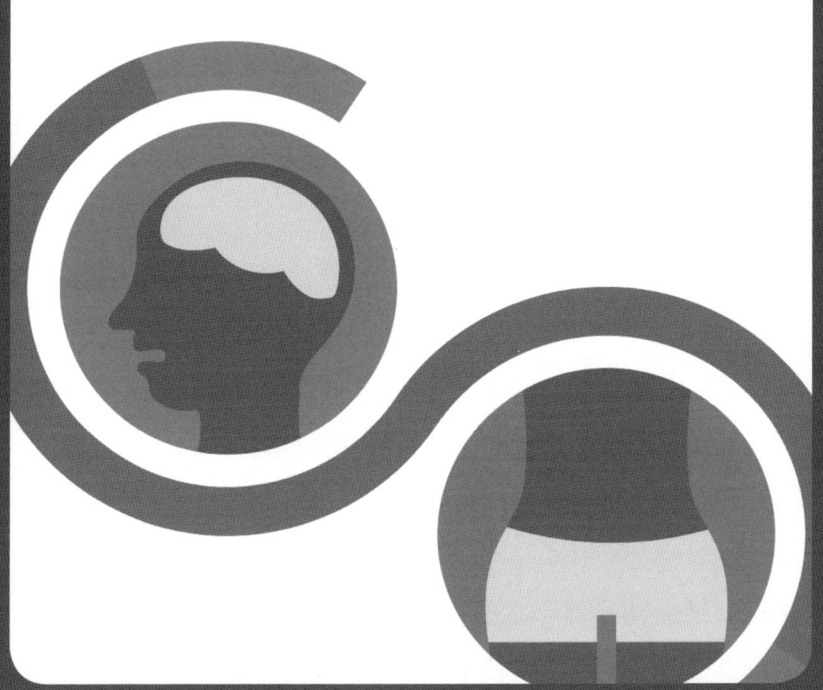

질서(秩序)란 동양적 의미에서는 곡식을 차곡차곡 창고에 쌓는 모양을 의미하며, 혼란 없이 순조롭게 이루어지게 하는 사물의 순서나 차례를 의미한다. 서양에서는 로고스(LOGOS)라 하는데, 사물의 존재를 한정하는 보편적인 법칙 또는 행위가 따라야 할 준칙, 그리고 법칙과 준칙을 인식하고 이를 따르는 분별과 이성을 말한다. 다시 말해 질서는 일정한 규칙과 순서를 가진다.

몸의 모든 기관이 기능할 때, 정확한 질서에 따라 움직이면 건강한 상태를 이루고, 무질서하면 질병의 상태를 이루는 것이다. 우리 몸의 질서는 모든 것을 회복시키고 치료하는 능력을 갖고 있다.

자연이 그렇다. 자연은 항상 일정하며 변함이 없다. 수천 년 수만 년이 지나도 변함이 없는 것이 자연이다. 그러나 인간만이 자연의 질서를 지키지 않고, 자유 의지대로 살아간다. 자연에 순응하는 것이 아니라, 물질을 얻기 위해 자연 질서를 파괴하고, 쾌락을 얻기 위해 자연 질서를 쉽게 이용하거나 거스른다. 이러한 문제로 인해 우리의 몸은 질서를 잃어 가게 되어 질병이 생기고 죽어 가는 것이다.

나의 몸에 맞는 완벽한 질서를 찾으면 완전한 건강을 얻을 수 있다. 완전한 질서를 찾으면 몸의 온도조차 다르다. 질서가 무너져서 생기는 기능 저하로 인해 인간의 체온은 점점 낮아지고 질병이 늘어만 간다.

사람의 체온은 37.5도일 때 모든 병이 사라진다.
37.0도일 때 면역력이 증가된다.
36.5도일 때 컨디션이 좋다.
36.0도일 때 몸에 세균이 번식하고 면역력이 떨어진다.
35.5도일 때 암세포가 증식하고, 질병 가능성이 커진다.

과연 나의 몸의 온도는 어떠한가? 또한 당신의 마음의 온도와 인간관계의 온도는 어떠한가?

자신의 선천체질에 맞게 음식을 구분하여 섭취하면, 몸의 건강 온도가 올라간다. 규명되고 증명된 올바른 분별된 지식이 마음의 온도를 올려 의욕과 열정이 생긴다. 인간관계에 예의를 통한 질서로 관계의 온도를 올리면, 만사가 형통하고 행복하다. 이것이 온도를 높이는 방법이고 이유이다.

PART
6

새로운 질서
'선천체질학' 탄생의 배경

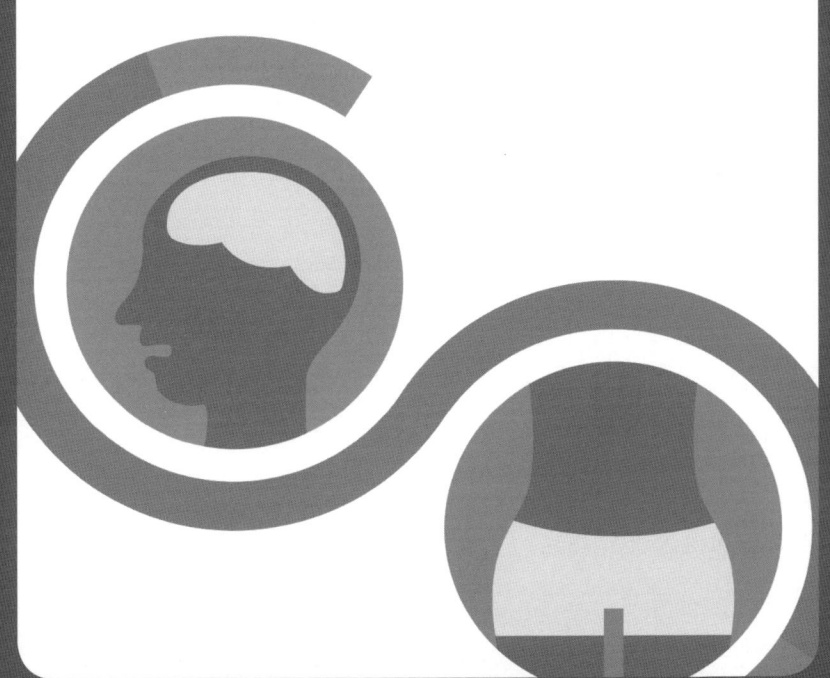

명리진단에 의한 선천체질학은 필자가 오랫동안 고전 학문인 역학(명리학)을 통해 우주 질서를 이해하고, 이에 자연 질서와 신체 질서를 대입하여 완성한 학문이다. 역학이란 본래 『주역(周易)』의 괘를 풀어서 음양(陰陽)과 신인 교감(神人交感)의 신비(神祕)를 연구(研究)하여 만물(萬物)의 변화(變化)를 설명(說明)하는 학문(學問)이다. 다시 말해 일정한 질서에 의해 움직이는 만물의 변화를 오랫동안 연구하여 통계적으로 설명하는 학문이라 말할 수 있다. 즉, 시간에 따른 우주 질서의 시계를 바로 알아, 변화하고 움직이는 것을 배우는 학문을 말한다. 이 역학(易學)인 명리학(命理學)을 기반으로 선천체질학(先天體質學)이 탄생했다.

수년간 선천체질학을 완성하면서 연구했던 핵심은 역학의 자연 질서 체계를 현대과학의 양자물리학적 개념으로 풀어내려 노력한 것이다. 또한 인체의 신진대사 질서와 인간심리(정신) 질서, 그리고 인간관계 질서와 자연 질서(우주 질서)를 일치하여 증명하려 노력했다. 쉽게 말해 자연 질서 체계가 우리 몸에 어떻게 나타나는지를 많은 임상을 통해 찾아내려 했다.

자연법인 음양오행으로 분류된 선천적 질서로 태어난 인간에게, 음양에너지와 오행에너지 중 어떤 에너지가 많고 적음에 따라 육체와 심리를 통해 성품이나 기질, 그리고 말과 행동의 성향이 나오고, 그에 따른 병증과 문제가 발생한다는 것을 발견했다. 그 후 나에게 선천적으로 주어진 과도한 에너지를 알아 음식섭취나 물질의 소유를 피하고 부족한 에너지를 자연계에 분류된 식물이나 동물 또는 물질로부터 얻어 섭취와 소유했을 때, 해당 육체적 질병이나 심리적인 문제가 조절되는 규칙성을 알아냈다. 이렇게 선천체질분류를 통한 음식체질법을 통해 작은 병부터 큰 병까지 치료가 가능하다는 사실을 밝혀 낸 것이다. 하지만 후천 체질을 나타내는 사상체질법이나 8상체질은 몸에 나타나는 증상이

나 모양에 치우쳐 체질 구분을 하기에, 선천적 신체태생에 대한 기준이 모호해서 접근이 어려웠다. 태어나면서 부여받은 선천체질과 오랫동안 살아가면서 형성된 후천체질, 해당하는 사람의 생활습관과 환경, 그리고 인간관계 등의 상호관계성을 종합적으로 살펴야 하는데 이를 알지 못함으로 체질분류와 진단의 명확함이 떨어졌던 것이다.

선조들은 이미 그것을 알고 실천하여, 자연 약초나 소산물을 통해 인체를 다스려 왔다. 자연 질서를 알았기에 과도한 욕심도, 필요 이상의 다양성도 절제하여 몸과 정신을 깨끗하게 유지했던 것이다.

그러나 현대사회는 서양과 동양의 문물이 서로 교류하고 다양화되었다. 기존에 먹지 않던 음식들을 다양하게 섭취하게 되었고, 서로 다른 환경에서 만들어진 식물이나 열매 그리고 식재료를 통해 필요 이상의 과도한 에너지를 섭취하여 그로 인한 심각한 병증에 시달리며 새로운 병을 만들어 내는 실정이다. 몸에 독소가 쌓여서 유발되는 병들이 많아져 회복이 어려운 고통을 주고 있다.

선천체질학을 완성하면서, 인간은 태어나면서 누구에게나 고유하게 주어지는 자연 질서가 있으며, 이것이 변할 수 없는 확고한 기준이란 것을 알게 되었다. 그 기준이 출발점이 되어 인생이 시작되고, 수많은 자신의 선택을 통해 외부의 환경과 섭취되는 먹거리, 그리고 교육에 의해서 조금씩 후천체질이 변화한다는 것이다. 수세기 동안 수많은 학자들을 통해 연구되어 이어져 온 귀중한 학문이 발전하여 더욱더 완성되길 바라는 마음이다.

필자는 4대째 기독교 집안의 장손으로 태어났는데, 해당 학문을 접하게 된 것은 2002년부터였다. 본래 대학에서 전자계산학을 전공한 나로서는 매우 생소한 분야였지만, 우연한 계기로 접하여 20년이 넘도록 공부하고 연구하며 가르치게 된 귀중한 학문이다.

서울 강남에서 IT기업을 운영하던 2002년, 인터넷기반 사업이 호황을 누리던 닷컴 바람이 무너지면서 여러 가지 환경적 요인으로 경영에 어려움이 커져 회사가 어려워지자, 문을 닫고 일을 그만두게 되었다. 어쩌면 이런 상황이 당시에는 고통스러운 일이었을지 모르지만, 지금의 나로서는 인생의 전환점이 되는 귀중한 경험의 계기가 되었다고 생각되어 위로가 된다.

회사를 그만둔 후에 경기도 안성에 내려와 지인의 소개로 황토염색 공방을 운영하기 시작했다. 약 5년간 경기도 안성시와 충남 아산시의 이런저런 기관에서 황토염색 교육과 각종 축제 행사에 참여하고, 체험 학습을 제공하는 일을 했다.

황토염색을 배워 염색 작업을 하고 연구하며 지내던 중 찾아온 손님을 상대하는 일이 잦아지자, 많은 분들에게 건강 관련 질문을 받게 되었다. 당시에 아토피 환자들이 많아 황토염색 의류나 침구가 유행을 하고 있었고, 인기가 많을 때였다. 전혀 의학적 지식이 없었던 나는 그들에게 어떠한 정보도 주지 못하는 상황이라 어쩔 수 없이 한의학을 공부하게 되었다. 이것이 명리학 공부의 첫 계기가 된 중요한 기점이었다.

후에 알았지만 나의 선천적 재능은 한의학과 심리학 분야에 있었다. 한의학을 공부하면 할수록 흥미가 더욱 커지고 깊이 공부할 수 있었다.

당시 인터넷이 한창 발달한 것도 나에겐 귀중한 도움이 되었다. 인터넷에 떠도는 각종 의학정보를 밤낮으로 미친 듯이 파고들어 공부한 적도 많았다. 그러다 한계에 부딪혀 공부를 잠시 쉬다 다시 하다를 반복하고 있던 중에, 안성 지역 출신이신 한의사 장○○ 원장님과의 첫 인연의 시작으로 지금의 나로 더욱 더 성장할 수 있게 되었다. 그때가 장○○ 원장님이 처음으로 『역학과 한의학』이라는 책을 집필하신 때였다. 2003

년 여름쯤으로 기억한다. 그때 나는 처음 역학을 알게 되었다. 그게 계기가 되어 역학 공부를 시작하게 되었다.

　원장님과 처음 만났을 때의 이야기를 잠시 하고자 한다.
　이상하게도 한의사이신데 생년월일을 물어보시는 게 아닌가? 당시 기독교 집안에서 자란 나로선 상당히 난감하고 거북스러운 상황이었다. 역학을 점(占)을 보는 것이라고 여겼던 나는 내키지 않았지만, 지인의 신뢰감 있는 소개와 범상치 않은 첫인상, 한의사라는 이미지를 믿고 이야기를 들어 보기로 했다.
　한의사이신 본인도 집안이 대부분 기독교인들이라 그런 거리감을 이해하셨고 충분한 설명을 해 주시려 애쓰는 모습도 보였다. 그분은 내가 태어난 생년월일을 들으신 후에 이런저런 이야기를 해 주셨다.
　나에게 "선생님(가르치는 일)이 재능 적성이 맞는데 왜 선생님을 안 하고 사업을 하세요?"라고 하시는 게 아닌가? 생소함을 넘어 신선한 충격을 받았다. 내가 선생님이 직업으로 맞는다고? 마음속으로 인정하기 어렵다는 생각을 하며 거부감까지 들었다. 나중에 알게 되었지만, 이 거부감마저 나의 선천적 성격에서 비롯된 것이었다. 그런 말을 해 준 사람이 서른 살 넘도록 없었고, 처음 듣는 이야기였기 때문이다. 학창시절에 어떤 선생님도 그런 이야기를 해 주시지 않았다. 재능적성 검사에서도 그런 결과가 나오지 않았던 터라 매우 낯설게 느껴졌다.
　그 후 20여년이 지난 지금 나는 스스로 선조들의 위대한 고전 학문을 현대적으로 새롭게 해석하여 '선천체질학'이라는 학문으로 재정립한, 선생으로 살아가고 있다. 어찌 보면 적지 않은 시간 동안 삶이 대반전에 반전을 거듭한 것이다. 다시 그때 당시의 이야기로 돌아가 여러분들이 공감할 만한 이야기를 나누고자 한다.

장○○ 원장님께서 부가적으로 내 사랑하는 딸아이의 재능 적성을 알려주시며, "이 아이는 미술을 잘하는 디자이너예요"라고 말했다. 아주 새롭고 생소한 말이었다. 2000년생인 딸은 아직 중학교에 가기 전이었다. 이 말은 딸아이의 재능과 진로에 대한 나의 생각과는 완전히 다른 것이었다.

나는 음악을 좋아해서 아산시 소재 온양고등학교 재학시절 밴드부를 했는데, 집안 사정이 어려워 돈이 많이 필요한 음대에 진학하지 못한 것이 마음에 한이 되어 있었다. 그래서 오랫동안 다니는 구세군 교회에서 유명한 구세군 브라스밴드 단원으로 20년이 넘도록 음악 활동을 하던 터였다. 그래서 나의 음악적 진로에 대한 욕망을 딸아이에게 바라고, 초등학교에 입학하기 전부터 계획을 갖고 피아노와 관악기를 가르쳤다. 부모의 바람으로 피아노와 관악기를 배운 아이는 꽤나 잘하는 편이어서 음대에 진학하길 마음속으로 기대했다.

그런데 딸이 초등학생 시절 이런저런 학교 활동이나 각종 대회에서 표창을 받아 올 때, 희한하게도 단 한 번도 가르쳐 주지 않은 미술 관련 디자인상을 계속 수상하는 게 아닌가? 단 한 차례도 물질적인 투자를 하거나 학원을 보내 준 적이 없는 분야에서 두각을 나타내고 상을 타 왔다. 전에 들은 말이 머릿속을 스치면서 여러 가지를 깨닫게 되는 계기가 되었다.

미리 아이의 재능을 인식하고 인정해서 피아노 학원이 아닌 미술학원을 보냈다면, 재능을 더 크게 키웠을 것이다. 참으로 안타까운 마음이 들었다. 재능에 맞게 부모가 이끌어 주고 도와주는 것이 아이를 위한 것인데, 대부분의 부모는 자신이 원하는 대로 아이를 이끌어 버린다. 어찌 보면 제대로 알지 못하는 무식한 부모가 자기 생각과 욕심에 빠져 무턱대고 강요하는 것과 마찬가지다. 자기가 못 이룬 꿈을 자식이 이루어 주길 바라는 마음인데, 과연 그것을 아이가 행복해할까? 재능에 맞는 분야라면 문제가 없겠지만, 아이의 입장에서는 고통이 될 수도 있다.

　이와 같은 이런저런 일들과 새로운 경험을 하며 역학을 접하고 공부하게 되었다. 그러다가 본격적으로 공부하게 된 계기가 있었는데, 그것은 한의학 공부가 깊어지면서 병증을 진단하는 도구가 필요함을 느끼게 된 때부터였다. 그래서 소개받은 한의사 장○○ 원장님께 진맥법이나 망진법 등을 배우고자 조심스럽게 요청드리고, 자주 왕래하며 조금씩 공부를 했다. 그때 소개해 주신 것이 바로 역학에 병약용신법을 기준으로 활용한 '명리진단법(命理診斷法)'이었다.

　공부를 시작한 나에게 그분이 해 주신 설명은 '모든 동양 학문을 비롯한 의학의 근원은 역학'이라는 것이었다. 의역동원(醫易同原)이라 하여, 의학과 역학이 같은 원리라는 것이다. 나는 다시 질문했다.

　"역학은 점을 보는 도구인데, 어찌 역학에서 한의학이 나왔다는 말입니까?"

　참으로 무모하고 무식한 질문이었다. 지금 생각해도 웃음이 나올 정도다. 아직도 사람들은 일제 강점기 36년간 암울한 때, 한민족 문화와 정신을 말살당해 고유한 민족문화에 대한 부정적이고 왜곡된 정보를 상당히 갖고 있다. 어쩌면 역학이 점이나 치는 학문이라 생각한 것이 당연하다고 생각했을지 모른다. 그리고 잘못된 가르침을 받아, 스스로 어떠한 역사적 검증도 하지 않고 잘못되고 부정적인 것으로 치부해 버린다. 현시대에 왜곡된 역사적 진실에 대한 개선과 계몽이 절실히 필요하다.

　역학을 이해하려면 역사적 고증이 필요하다. 고대사를 거슬러 올라가, 환단고기의 기록을 보면 신시시대에 환웅이 역리를 기본법칙을 만들어 역리로 다스렸다는 내용도 있으며, 역사적으로 가장 유명한 교육 기관 중 고려시대의 태학, 조선시대의 성균관이란 곳은 당시 왕족을 비롯한 귀족 계층인 명문가 자녀들을 차기 국가 운영에 필요한 인재로 길러 내기 위해 교육하던 명실상부한, 가장 유명한 왕실 국립 교육 기관이었다. 사극에서도 임금이 국정운영을 잘못하면 성균관 유생들이 궁궐 마당에 앉아 시위를 할 정도로 그들은 막강한 권위를 갖고 있던 지식 계층이었다.

성균관 유생 출신들은 국가 수뇌부에서 중요한 직책을 맡고, 조선시대에 학문적으로도 가장 상위 계층으로 인정받던, 말 그대로 대단한 인물들이 모여 있는 곳이었다. 역사적 기록에 의하면, 그토록 명실상부한 성균관이라는 국가 교육 기관에서 역학은 교과 과정 중에 60%의 비중을 차지할 정도로 중요한 학문이자 교과목이었다. 그런데도 역학이란 학문이 고작 미신적인 점을 보기 위한 학문이란 말인가? 역학은 매우 기본적인 학문이자 중요한 학문으로, 마치 기초 언어와 같다. 그래서 천문학, 의학, 수학, 정치, 자연학, 농업 등을 이해하고 펼치는 데 없어서는 안 될 매우 중요한 학문이었다.

이름만 들어도 아는 역사적 인물들 중 율곡 이이, 퇴계 이황, 추사 김정희, 류성룡, 정몽주, 정도전 등 많은 학자들이 역학자이자 정치가였다. 역사적으로 이 유명한 역학자들이 점쟁이 노릇을 했는가? 전혀 그런 기록도, 어떤 사실도 없다. 그런데 어찌하여 역학이란 학문이 지금 현대 사회에서 점치는 것 정도로 터부시되는 학문이 되어 버렸는가? 그것은 역사학자들이 제대로 된 역할을 하지 못하여 학문 복원을 못 하고 명맥이 끊어져, 버려진 상태로 수많은 시간이 지나 버렸기 때문이다.

특히 일제 침략기와 6.25전쟁에 많은 지식인이 말살되고 맥이 끊어져 더 이상 이어 나가지 못하는 지경으로 만들어 버렸고, 고도의 학문을 이해하지 못했던 주변국이 완전히 왜곡된 형태로 사용하는 천하디천한 학문으로 짓밟힌 것이다. 근대화 혼란기에 서양 학문이 급작스레 진입한 것도 한

못했을 것이다. 역학을 공부한 사람으로서 분통 터질 일이 아닌가? 민족정신과 민족 학문을 잃어버린 우리 사회가 온전할 수 없듯, 정신을 바로 세울 수 없는 정체성 혼란을 갖게 된 것이다. 몸에 맞지 않는 옷을 입고 허우적대는 꼴이라고 봐도 될 정도로 참담하고 비통하기까지 하다.

서울대 중어중문학과 허성도 교수의 유명한 강의록을 보면, 역사적으로 역학을 통해 우리나라 과학이 매우 발달했다는 사실을 알리고 있다. 역학에 능통했던 세종대왕 시절의 우리나라는 탄도학이 발달하여, 대포라는 강력한 화기를 다양하게 보유한 강대국이었다. 그래서 북벌과 남벌을 하며 영토가 광활하게 넓었던 시대였다. 그러나 그것마저 주변국이 역사적으로 왜곡 축소하여 전혀 다른 역사를 말하고 있다.

조선시대 세종대왕 시절의 200년 후인 임진왜란 때 침략한 왜군은 대포가 없었다. 왜군은 서양에서 받아 온 조총으로 침략했다. 이순신 장군이 적은 수의 배로 왜군의 배를 막을 수 있었던 것은 대포를 보유하고 운영하는 기술을 오랫동안 익혀 온 과학 기술과 강력한 군사력이 있었기 때문이다.

그러나 안일했던 일부 집권세력에 의해 무시당한 여러 가지 일들이 기록에 남아 있다. 역학자로 미래를 예측하고 십만 양병설을 주장했던 율곡 선생의 진언을 묵살했던 것도 좋은 본보기다.

그뿐만 아니라, 세종대왕 시절 만들어 낸 각종 과학적 도구들은 익히 알고 있을 것이다. 해시계, 물시계를 비롯하여 수원성을 축조했던 정약용의 기중기 또한 역학을 기반으로 탄생했다. 설립이 100년도 안 된 미 우주항공국인 NASA에서 지구 공전 주기를 계산한 시간과, 500년 전 조선시대에 역학을 통해 천문을 관찰하고 계산한 공전 주기가 단 1초 차이 난다는 사실을 알고 있는 사람들이 얼마나 되는가? 우리 선조의 위대한 학문이 역학이었다. 그러나 본질을 잃어버리고 겨우 점치는 도구로 대부분의 사람들이 사용하고 있다니 통탄스럽다.

그뿐이겠는가?『동의수세보원』을 집필한 이제마 선생도 역학자였다. 선생이 평생에 걸쳐 집필한 유명한 4권의 책 중에 3권은 역학책이고, 1권은 의학책인『동의수세보원』이다. 그렇다면 역학적 견해를 통해『동의수세보원』을 바라봐야 하는데, 과연 현대 한의학자들은 역학의 지식을 통해 해설이나 해석을 하고 있는지 스스로 생각해 봐야 한다.

사상체질도 역학적 관점에서 바라봐야만 정확한 본질을 알 수 있다. 사상체질법은 인간을 분류하는 방법이 아니다. 상식적으로 4가지 분류로 인간을 분류할 수 있는가? 불가능하다. 태양, 태음, 소양, 소음이란 사상법은 증상별 분류이며, 역학적으로 인간을 분류하고 그 사람이 병증으로 나타나는 증상을 태양병, 태음병, 소양병, 소음병으로 분류했던 것이다. 그러나 대부분의 한의사들은 환자의 태생적 근본인 선천체질학적 기준이 아닌 질병이나 외형의 상태인 현상을 기준으로 하는 후천체질학(사상체질, 팔상체질)을 기준으로 체질을 분류하여 꿰어 맞춰 묶어 치료하려다 보니, 완전한 치료도 불가하고 좋은 결과를 얻어 내지 못하는 지경이다. 다시 말해 근원 처방이 아닌, 증상 처방에 매달려 있다는 것이다.

나는 이러한 부분을 익히 깨달아 모든 것을 통일하려 했다. 태어날 때 갖는 고유한 체질이 기준이 되고, 평생 살아가면서 환경에 의해 변화하는 변화치를 섬세하게 살피는 규칙성을 연구하여 알아내고, 해당 증상을 에너지의 관점에서 정리하기에 이른 것이다. 임상을 통해 선천체질학을 적용하여 수많은 사람의 병증을 음식으로만 개선했다. 특히 병원에서 포기하고 도저히 방법이 없다고 하는 병증을 주로 고쳤다. 그것이 내가 공부한 학문을 증명하였고, 또 확신을 갖게 하였다.

이렇게 나의 몸에, 그리고 병든 자의 몸에 음식을 바꾸고 변화를 섬세하게 살펴 개선하는 방법을 찾아내어 병증의 완치율을 높여 갔다. 그래서 기존 기득권 계층인 양방·한방 의료인들의 영역과 국가의 법인 의료법과 전혀 관련 없는 음식 구분 치유방법만을 사용했다. 오로지 일상에서 섭취하는 음식 구분법을 통해 스스로 몸을 치유하고 개선하는 것이다. 먹어야 할 음식과 먹지 말아야 할 음식을 구분하여 진단하고, 오랜 기간 병증으로 고생한 사람들을 고쳐 왔다. 지금은 이러한 선천적체질에 따른 음식체질을 구분한 학문을 정립하고, 대학과 협회를 통해 전국적으로 선천체질학을 바탕으로 한 음식체질상담가 교육 및 후학양성에 노력하고 있다.

하나님이 주신 자연 그대로의 상태로 되돌리는 자연 질서를 찾아 주는 치유 방식이 자리 잡아, 현대 의학이 이루지 못한 완치를 이루며 병든 자를 일으켜 세우길 간절히 소망한다. 옛 선조들이 5천년 이상 이어 온 위대한 학문의 힘을 빌려 병든 자를 일으켜 세우려 한다.

다시 한번 강조하여 말하지만, 역학은 선조들이 대대로 수천 년간 검증해 온 우주 질서인 자연법칙이다. 역학을 통해 육체적·정신적·사회적·영적 변화의 질서를 배우고, 무질서를 질서로 이끌어 주는 새로운 먹거리 혁명의 바람이 불어오길 바란다. 모든 만물의 변화 가운데 질서와 무질서는 다음과 같은 현상을 만들어 낸다.

육체적 변화의 질서는 건강을 만들고, 무질서는 질병을 만든다.
정신적 변화의 질서는 선함을 만들고, 무질서는 악함을 만든다.
사회적 변화의 질서는 소통을 만들고, 무질서는 불통을 만든다.

영적 변화의 질서는 감각을 만들고, 무질서는 착각을 만든다.

PART 7

현대적으로 해석된 선천체질학이란?
(정대희 박사의 선천체질학이란?)

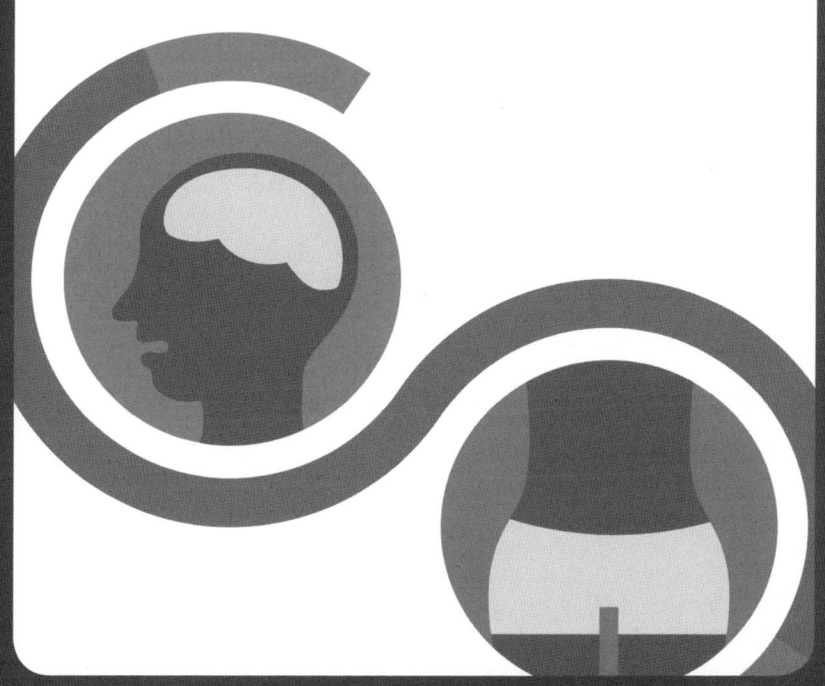

① 개인이 태어난 생년월일시를 통해 자연에너지로부터 빛을 받아 태어난 인간 탄생의 기준을 분석하고 연구한 것이다.

② 모든 에너지의 음양이란 변화, 변동과 오행이란 흐름과 조화의 관계에서 상호작용하는 물질적, 반물질적 관계성을 연구한 것이다.

③ 태어나면서부터 주어진 성격과 성품의 선천적 기질을 통해 행동심리 방식을 파악할 수 있는 연구 학문이다.

④ 결과적으로 나타난 질병 현상을 치료하는 방식이 아니라, 해당 질병이 나타난 근본적인 원인과 생활습관을 분석하여, 질병의 근원인 원인을 제거하고 습관을 교정하는 방법이다.

⑤ 약물 또는 수술 같은 인위적 해결 방식이 아니라 비약물 및 비수술을 지향하며, 일상생활에서 음식을 구분하여 섭취하는 식습관 교정방식을 통한 개인체질 맞춤형 치유방법이다.

⑥ 빠른 심신의 회복과 더불어 신체의 다른 부위에 어떠한 악영향을 주지 않아 부작용이 없는 방법이다.

⑦ 자연적 회복과 치유를 통해 발생하는 모든 반응과 현상에 대한 확실한 이해와 대응을 하는 방법이다.

⑧ 모든 사람이 쉽게 배울 수 있는, 일상생활에서 음식습관 및 생활습관을 교정하여 치유하는 방법이다.

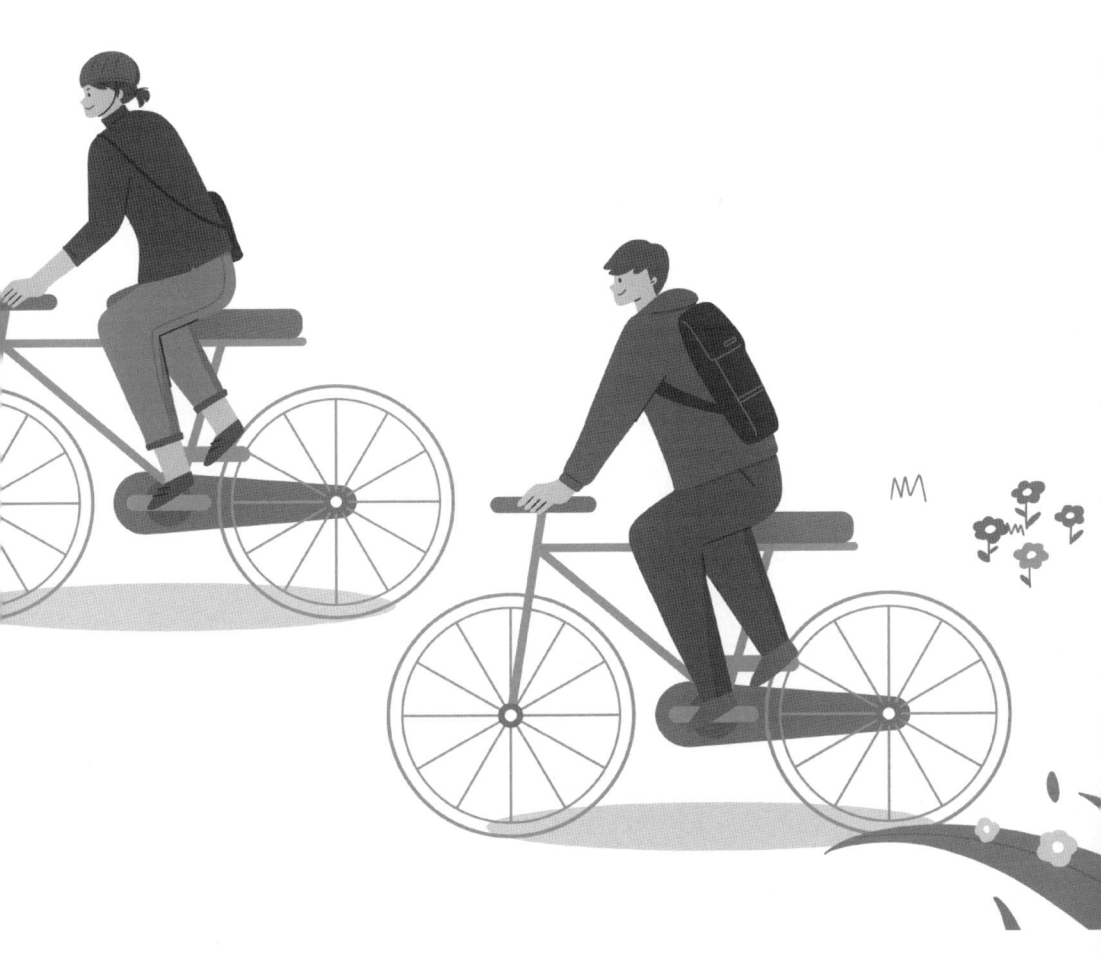

001 외양(환경계) – 시대적 배경, 유전(환경적) 습관을 나타내는 년주(年柱)

002 외음(감각계) – 후천(교육)적 습관과 학습을 나타내는 월주(月柱)

003 내양(육체계) – 경험과 실천을 나타내는 일주(日柱)

004 내음(정신계) – 감각을 나타내는 시주(時柱)

PART
8

선천체질에너지 구조에 따른 삶(운명)의 결과가 이루어지는 순서

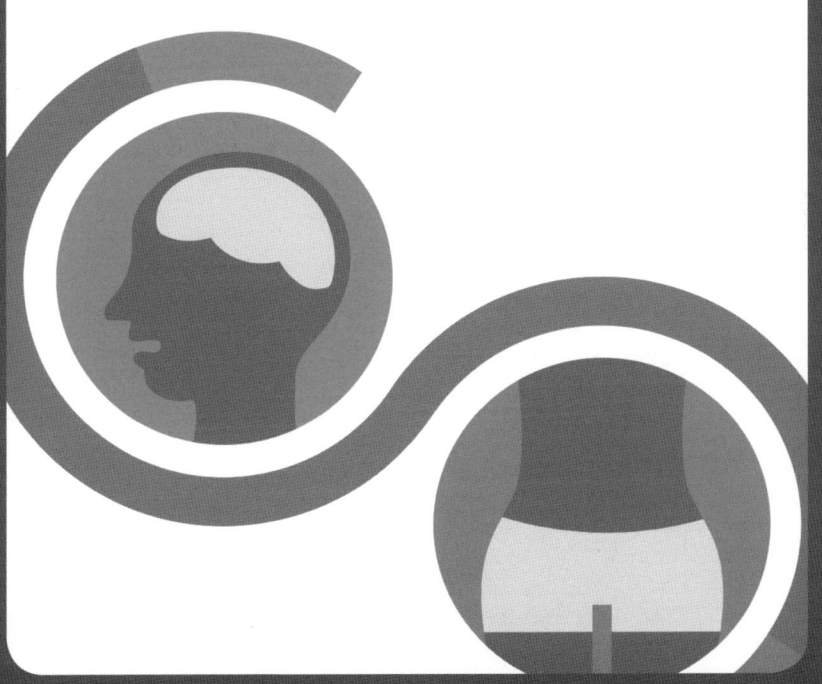

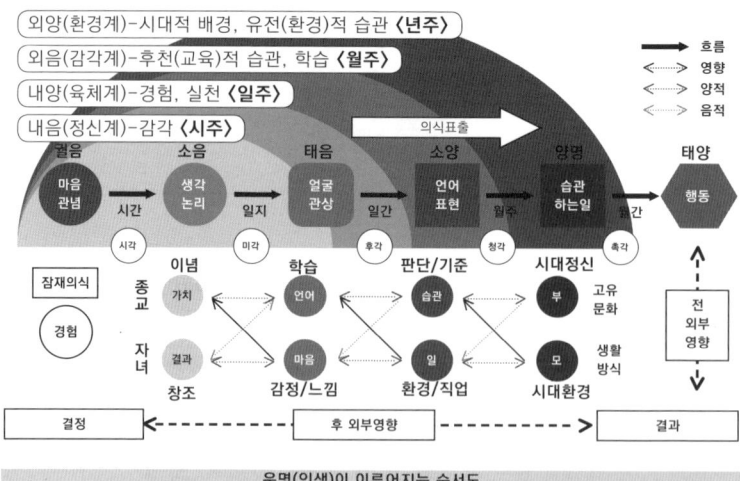

운명(인생)이 이루어지는 순서도

그림 순서도 도표

시	일	월	년	
○	○	○	○	천간(天干)
○	○	○	○	지지(地支)
시주 (時柱)	일주 (日柱)	월주 (月柱)	년주 (年柱)	

001 외양(환경계) – 시대적 배경, 유전(환경적) 습관을 나타내는 년주(年柱)

매년 수많은 사람들이 태어나고 죽는다. 그때마다 그 시대는 그만한 이유와 사연을 담고 있다. 2014년은 갑오년(甲午年)이었다. 갑목(甲木)의 나라인 우리나라는 갑오년이 되면 일이 많아지고 변란이 생겼다. 갑오개혁을 비롯해서 역사적인 기록을 보면 순탄치 못한 일들이 있었던 것이 사실이다.

2014년 갑오년은 국민들의 마음에 큰 충격으로 기억되는 세월호 사건을 시작하여 수많은 사건사고가 많았다. 이런 현상들은 해당 년도에 태어나는 아이들의 성품에도 반드시 영향을 주기 마련이다. 아이를 태중에 갖고 있는 부모들이, 모든 사건을 경험하고 느낀 감정을 고스란히 태아에게 전달하기 때문이다. 그래서인지 해마다 태어나는 같은 세대들은 고유한 특징을 공통적으로 갖게 마련이다. 그리고 그 당시 유행했던 풍습이나 생활상이 고스란히 문화와 생활방식으로 스며들어, 나도 모르게 정신적 육체적으로 배어 있다는 것에 모두 공감할 것이다. 그만큼 한 해 한 해마다 사회적, 자연적 분위기는 다르다.

내가 집필하기 시작한 해인 2015년은 을미년(乙未年)이다. 2015년에 예상했던 것 중에 대표적인 게 을목(乙木)의 나라 일본이란 국가에 대한 것이다. 그 흐름대로 2015년 중반부를 지난 후반부의 일본은 을미년의 에너지대로 요동을 치며, 세계적으로 분란과 이슈를 만들어 주목받을 만한 사건을 일으켰다. 인접 국가인 대한민국에도 역사적으로 을미사변 등 많은 영향을 줬던 것처럼, 여전히 을미년이 되면 일본은 마치 시곗바

늘이 시간을 가리키듯 행동을 개시하고 보여 준다. 대한민국 국민이라면 언론을 통해 일본의 행위를 충분히 봤기 때문에 굳이 설명을 자세히 안 해도 알 것이다. 몇 년 전인 2012년 임진년(壬辰年)엔 독도 문제를 일으키면서 임진왜란 때처럼 침략적인 기질을 발휘하기도 했다.

왜 이런 흐름을 갖고 진행되는 것일까? 모든 세계가 마치 조물주에 의해서 짜인 듯 규칙적인 운행의 모습을 보인다. 이렇게 크게는 국가적인 부분으로부터, 작게는 가정과 개인에 이르기까지 영향을 받는다. 즉 환경적인 영향과 유전적 영향을 주는 것이다. 새로운 한 해의 유행과 풍속이 달라지듯, 년 단위로 변화하는 환경은 참으로 신비로울 정도이다.

우리 속담에 '10년이면 강산도 변한다'고 하지 않았는가? 10년이라는 세월이 모여 변화가 잘 일어나지 않는 강과 산이 변화될 정도라면, 현대는 매년마다 변화가 크다. 전반적으로 해당하는 시기에 탄생을 통해 우리 삶에 엄청난 외향(환경적 영향)을 주는 것이다.

002 ▶ 외음(감각계) – 후천(교육)적 습관과 학습을 나타내는 월주(月柱)

월주는 매달 30일간의 시간을 말한다. 다르게 말하면 24절기 중에 15일 단위의 2개 절기가 모여 있는 계절을 의미한다. 계절, 즉 환경은 매달 바뀐다. 매달 바뀌는 환경의 가장 중요한 부분은 빛과 열에 의한 온도다. 기후의 온도차에 의해서 일제히 모든 사람들이 먹는 식품부터 옷까지 모두 자연스레 변화한다. 누가 말하지 않아도 더워지면 가벼운 반팔 옷을 입고, 추워지면 무겁고 두꺼운 옷을 찾아 입는 것처럼 말이다.

기후 환경은 인간에게 있어서 중요한 판단력과 기준을 준다. 또한 내가 환경에 맞는 어떠한 일을 하거나 직업을 갖는 데도 많은 영향을 준다. 봄에 씨를 뿌리고 가을에 거두는 것처럼, 때에 따라 하는 일과 방식이 달라진다. 동물은 계절에 따라 온도와 빛의 양에 따라 일정하게 순응하며 움직인다. 하지만 인간은 기후와 온도를 적응하고 이겨 내는 과정을 생활방식을 통해 다르게 해 왔다. 마치 옷을 갈아입는 것과 같고, 먹을 것을 다르게 하거나 집을 지어 온도를 인위적으로 일정하게 유지하는 방식을 통해 환경적, 신체적 약점을 보완해 온 것이다. 만물의 영장이라는 호칭에 걸맞게 자연환경을 적절히 조절하고 제어하며 살아온 것이다. 그러나 지나친 역행은 각종 질병을 유발하거나 혼란과 무질서를 만들어 질병을 만들어 내기도 했다.

그 모든 적응력과 환경을 제어하는 일이 어떻게 이어져 왔는가? 그것은 후천(교육)적 습관과 학습을 통해서 이루어졌다. 부모 세대에서 학습된 것을 물려받아, 그것을 응용·발전시켜 온 것이다.

지금까지 수많은 시간 동안 인간은 환경을 통해 많은 것을 얻었고 문명을 발전시켜 왔다. 하지만 그에 반하는 문제점도 수없이 많이 만들어 낸 것이 사실이다. 인간만이 지나치게 많은 것을 소유한다. 태고 때와 달리 인간의 지혜로 저장 기술이 발전하면서, 물질을 축적하고 소유하는 욕망이 한없이 커졌고 물질을 소유하고자 투쟁하며 전쟁까지 해 왔던 것이다. 결국 창고 기술이라 불리는 저장 기술이 발전하면서, 욕심이라는 새로운 심리를 만들어 냈다고 해도 과언이 아니다. 지금의 세대가 과한 식욕으로 몸이 병드는 것처럼, 물질의 과한 소유가 정신을 병들게 하고 있다.

외음(감각계)은 우리가 느끼는 욕망과 같다. 그것은 이전 세대로부터 어떠한 학습을 받았느냐에 따라 좌우되며, 판단의 기준이 되기도 하고, 습관이라는 것으로 고착된다. 누구나 자신의 환경과 직업에 따라 습관이 형성된다. 다시 말해 선생님, 의사, 공무원, 경찰, 군인 등의 직업에 따라 각자의 언어를 쓰며 습관을 만든다. 그만큼 환경의 영향과 지배를 받는 것이 사람이다.

003 ▶ 내양(육체계) – 경험과 실천을 나타내는 일주(日柱)

인간은 누구나 이론적 학습뿐만 아니라 경험적 학습을 다양하게 하며 살아간다. 경험은 실천이라는 전제하에 새로운 학습을 하게 되며, 실천하지 않으면 경험하지 못한다. 경험을 많이 한 사람일수록 실수도 적고 실천력이 좋은 것도 당연한 일이다.

경험은 새로움과 어색함이라는 두려움을 이겨 내는 힘이다. 그래서 경험은 실천의 에너지를 제공한다. 인간은 누구나 경험을 말하기 좋아하고 설명한다. 이를 통해 언어가 발전하고, 학습된 것을 연구하여 또 다른 새로움에 도전한다. 이러한 경험과 실천을 통해서 학습되어 쌓인 것은 반사적으로 감각계에 전달된다. 언어와 동시에 행동할 수 있는 놀라운 능력을 발휘하는 것이다.

말하면서 행동하는 인간의 능력은 엄청난 것이다. 말을 한다는 것은 학습된 것을 다시 사용하고 발전시키고, 논리적으로 생각하고 정리하여 말하며, 몸으로 실행과 실천을 하고, 그것이 쌓여 경험으로 축적된다는 것이다. 옛말에도 그 사람의 말에 마음이 담겨 있고 심리가 담겨 있다고 하지 않았던가? 우리의 언어 가운데 감정과 느낌을 표현하는 능력은 신적인 능력이라고 할 정도로 고귀한 능력인 것이다.

004 ▶ 내음(정신계) - 감각을 나타내는 시주(時柱)

우리의 정신계, 즉 마음은 시시각각 바뀌고 변화한다. 시간만이 아니라 공간과 온도, 분위기 또한 영향을 주어, 만나는 사람이나 접촉되는 물건 혹은 물질에 의해서 수시로 변화하는 것이 마음이다. 참으로 민감하고 다양하게 반응하는 마음은 특히 시간에 영향을 가장 많이 받는, 매우 섬세한 부분이기도 하다. 오죽하면 화장실 들어갈 때 마음과 나올 때 마음이 다르다 했겠는가? 외부적인 영향을 받을 때에도 환경은 시간에 따라 영향을 받는다면 사회적으로는 사람에 의해 영향을 가장 많이 받는다. 따라서 서로에게 좋은 영향을 주는 사람이 되어야 하는 이유기도 하다.

그만큼 접하는 각종 사물이나 환경 그리고 사람에 의해 마음은 시시각각 바뀐다. 시간에 따라 가치 판단을 하고, 이념을 세우며, 철학과 종교와 교류한다. 이러한 형이상학적인 관념들은 자신만의 가치관을 만들고, 새로운 결과와 창조를 원한다. 나의 가치를 담아 자녀를 양육하는 것과 같은 맥락이다.

그리고 사람마다 자기 행동의 결과를 평가하는 스스로의 잣대가 되기도 한다. 그것은 나의 중요한 감각을 의미하기도 한다. 감각이란 내가 느끼는 정보의 창구이기도 하다. 감각이 없다면 외부로부터 어떠한 정보도 내부로 들어오지 않는다. 무신경한 태도를 보이는 사람에게 '왜 이리

감각이 없냐?'라고 하듯, 감각이 떨어지면 영감이라는 능력, 즉 정신 능력이 현저히 떨어졌다고 봐도 무방할 것이다.

정신이 맑고 사리분별이 온전한 사람은 가치관이 분명하고, 명확한 목표와 결과를 추구하는 사람이다. 되는 대로 그저 그렇게 살아가는 사람일수록 눈빛이 흐릿하고 멍한 기운마저 들기도 한다. 눈은 마음의 창이라 했던가? 눈이 초롱초롱한 사람을 보면 영특하다, 또는 영리하게 생겼다고 말한다. 그만큼 눈은 오감의 대표적인 감각 기관이고, 정신계의 감각인 영감을 표현하는 중요한 수단이다. 그래서 눈에서 나오는 에너지를 눈빛이라 말하며, 빛으로 표현하기도 한다. 그만큼 빛에 따라 사물이 달리 보이기 때문일 것이다.

눈빛이 온전한 사람은 정신도 온전하다. 하지만 눈빛을 잃은 사람은 정신적으로 혼탁하고, 육체적 문제까지 있을 가능성이 높다. 눈빛만 봐도 알 수 있다는 말이 있듯이, 그만큼 눈빛은 모든 건강의 척도다. 육체가 병들었어도 눈빛이 살아 있는 사람들은 육체의 질병을 이겨 내고 회생하며 의지를 발동하여 극복한다. 하지만 눈빛이 죽어 있는 사람은 의지 자체가 없고, 질병을 이길 힘도 없으며, 모든 일에 힘겨워 한다. 한마디로 의욕이 없는 것이다.

이토록 기본적인 우리 마음의 구성이 태어날 때부터 선천적 체질에 의해 기준이 되고, 인생이라는 시간 속에 살아가는 우리 삶의 시작점이 되는 것이다.

마음은 관념을 통해 생각을 지배하고
생각은 논리를 통해 언어로 표현되고
언어는 육체의 습관을 만들고
습관은 일상적인 행동을 만든다.

이 행동의 결과를 흔히들 '운명'이라고 한다.
이러한 기본적인 인간의 마음으로부터 행동까지의
규칙성은 상호 관계성을 갖고 있다.

마음은 시간에 따른 감각에 영향을 받고
생각과 언어는 그날의 환경에 영향을 받으며
습관과 행동은 계절의 영향을 받는다.

| 001 | 마음 가는 대로 바라본다, 마음과 관념에 대하여
| 002 | 생각 속에 존재하는 논리
| 003 | 얼굴에는 습관의 틀이 건강을 알려준다
| 004 | 말을 요리하라, 언어는 표현의 도구이다
| 005 | 습관은 자신이 하는 일로부터 나온다
| 006 | 행동을 관찰하면 병이 보인다
| 007 | 행동에 의한 결과는 외부 영향에 의해 좌우된다
| 008 | 행동의 결과가 인생의 전부는 아니다
| 009 | 경험으로 인한 잠재의식(潛在意識)은 내 마음의 나침반이다
| 010 | 제품에 사람을 맞추지 말고, 사람에 제품을 맞춰라
| 011 | 내게 제일 소중한 몸부터 알아야 한다
| 012 | 마음(心)이 중요한 이유
| 013 | 우리의 삶은 관계 때문에 고달프다

PART
9

삶에서 나타난 습관의 결과가 운명이다

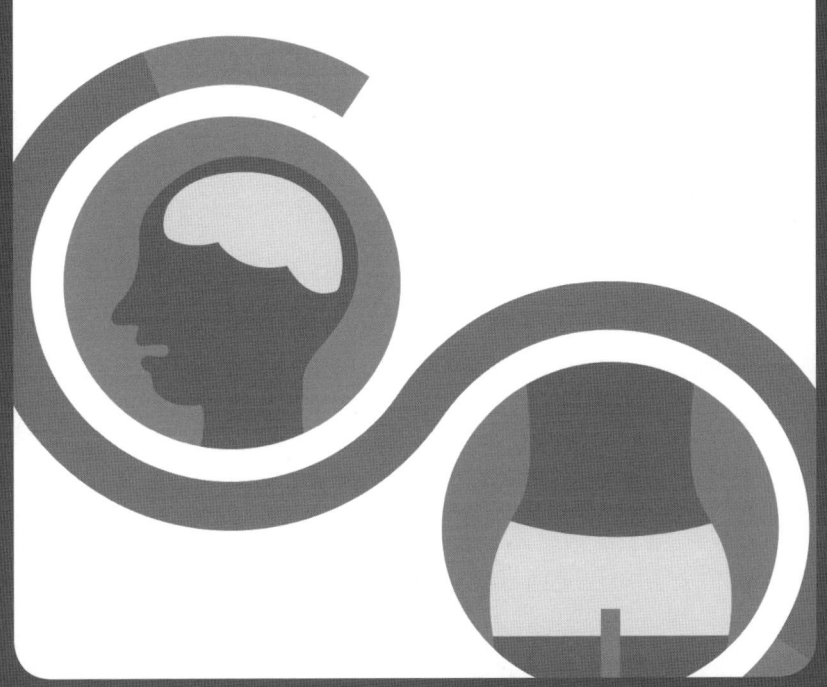

001 ▶ 마음 가는 대로 바라본다, 마음과 관념에 대하여

　마음은 육체의 감각에 의해서 영향을 많이 받고, 감각에 의해 움직인다. 그래서 특히 촉이 섬세하고 민감한 사람들은 감각에 의해 영향을 많이 받는다. 마음이 수시로 변하고 변덕이 심한 사람은 그만큼 감각이 민감하다. 감각을 잘 알고 조절하면 삶에 매우 도움이 되지만, 그렇지 않은 경우는 성격이 이상한 사람으로 보이기도 하고, 심한 경우는 정신질환이 있는 사람처럼 보이기도 한다.

　다시 말해 육체적 감각이라는 거짓 없는 정보가 몸에 들어올 때 몸의 질병으로 인해 감각이 제대로 된 정보를 받아들이지 않고 왜곡된 마음과 생각이 거짓 정보를 양산해 내면, 행동이 심하게 요동치고 이상한 모습으로 보이게 된다는 것이다. 주변에서 이상한 행동을 하는 사람은, 그 행동이 실체가 아니라 마음이 실체이고 나아가 육체적인 건강여부에 따른 감각이 실체인데, 그 부분을 알지 못하기에 약이나 강압적인 압박을 통해서 눌러 놓기만 한다. 그것이 개선되지 않는 이유다.

　마음과 생각은 인간 내부에서 일어나지만, 말과 행동은 외부로 표출되어 일어난다. 말과 행동의 문제에만 집중하여 마음과 생각의 오류를 고치지 못하면, 개선되지 않는 문제가 생기는 것이다. 정확하게 말하면, 감각의 오류로 인한 마음과 생각의 문제를 바로잡아야 한다는 것이다. 필자가 수많은 정신병 환자를 치유할 수 있던 것도 이런 원인을 객관적인 부분에서 알 수 있는 잣대가 존재했기 때문이다. 누구나 어떠한 외부적인 행위나 말을 하려 해도 에너지가 필요하다. 즉 태어나면서 갖게 되는 선천체질 에너지 중에 유난히 강하거나 약한 에너지에 해당하는 감각이 문제를 일으키면, 잘못되거나 과도한, 또는 부족한 정보를 마음과 생각에 제공하여, 왜곡된 말과 행동을 하게 되는 것이다.

신체에 존재하는 오감(五感)을 통해 분류된 에너지는 행동 에너지, 감성 에너지, 관계 에너지, 결정 에너지, 생각 에너지로 나뉜다. 해당되는 에너지마다 특장점이 있다. 강하고 발달한 에너지와 약하고 무감각한 에너지가 있는 것이다.

행동 에너지는 행동을 하게 하는 에너지이다. 행동 에너지가 강하면 말이나 생각보다 행동이 앞선다. 행동 에너지가 많은 사람들은 의욕이 넘치지만, 행동 에너지가 적은 사람들은 의욕이 없다. 행동 에너지가 지나친 사람은 과잉행동장애를 갖고 있으며, 돌발적이고 돌출적인 행동을 한다.

예를 들어 아이들이 자랄 때 행동 에너지가 지나치게 발달하면, 가만히 앉아 있질 않고 산만해 보이고, 높은 곳이나 위험한 곳에서 뛰어내리거나 돌발 행동을 한다. 반대로 행동 에너지가 없거나 약한 아이들은 가만히 정적으로 놀거나 얌전해 보인다. 하지만 얌전한 아이일수록 우울증이나 자폐증에 시달릴 수 있는 등 상반된 작용을 한다.

행동에 문제가 생기는 경우에는 행동하기 전 생각하는 힘을 길러 주고, 행동하기 전에 주변에 표현하여 경고할 수 있는 에너지를 줘야 한다. 이런 일은 행동 에너지가 생각 에너지를 받아서 감성 에너지로 표현되는 흐름에 문제가 생긴 경우에 많이 일어난다. 이러한 에너지도 결국 인간이 섭취하는 음식에 의해서 바뀌고 강약이 조절된다.

많은 아이들을 얌전하게 만들기도 하고, 활발하게 만들기도 하는 치유를 수 없이 많이 해 왔다. 그때마다 느끼는 것이지만, 참으로 균형이라고 말하는 조절이 얼마나 중요한지 모른다. 균형을 잘 맞춰 문제없이 잘 자라나는 아이들을 볼 때마다 건강함과 행복감을 느낀다.

① 과잉행동장애(ADHD)는 질병인가?

　필자는 과잉행동장애를 에너지의 불균형에 의한 현상이라 말하고 싶다. 통상적으로 행동 에너지가 강한 신체는 간, 담이 발달한 경우가 많으며 간, 담을 자극하는 신맛에 의해 반응한다. 예를 들어 선천적으로 간, 담이 강하고 발달한 사람이 신맛의 음식을 자주 섭취하게 되면 과잉 행동 에너지를 공급하게 되고 이로 인해 통제할 수 없는 행동이 나오게 된다. 틱장애도 과잉행동장애의 일부증상이다. 필자에게 과잉행동장애로 인해 상담을 요청하여 만난 아이의 경우 선천체질적으로 간, 담이 강함에도 불구하고 부모가 간, 담을 자극하는 신맛의 음식과 비타민C 계열의 캔디 그리고 마이쮸라는 신맛이 강한 과자류를 지속적으로 사 주었던 것이다. 그것으로 행동에너지를 지속적으로 공급하면서 과잉하게 움직이는 아이에게 통제를 하려 했던 것이다. 연료를 공급하고 에너지를 주면서 못 하게 하는 상황이 많았다는 것이다. 이에 해당하는 신맛이 강하고 간, 담을 자극하는 에너지의 먹거리를 금지하니, 빠른 시간 안에 과잉행동장애 증상이 사라졌다. 필자는 그러한 아동, 청소년들의 과잉행동장애를 치유하면서 인간의 신체적 균형이 얼마나 중요하며 음식섭취에 따라 에너지의 반응이 다른지 실감했다.

　에너지의 균형은 심리의 균형뿐만 아니라 육체의 균형으로, 건강을 주고 관계의 균형도 찾아 준다.

　감성 에너지는 감정을 수용하고 감정을 발산하는 에너지이다. 감성 에너지가 지나치게 많은 경우에는 지나친 감정을 발산하여 화를 자주 내거나 잦은 감정기복을 일으킨다. 반대로 감성 에너지가 없는 경우에는 무감각할 정도로 냉정하고 동정심이 없어, 차가운 사람이라 말할 수 있다.

　감성 에너지가 강한 사람은 자기감정을 잘 표현하므로, 말하다가도 감정이 복받쳐 스스로 울기도 하고 상대방을 울리기도 한다. 감성이 풍부하여 사람을 설득하는 데 탁월한 재주가 있어 보이기도 한다. 감성 에너지가 풍부한 사람들은 시각적인 감각이 강해서 예술적인 표현을 시각적으로 많이 나타낸다. 그림을 잘 그리거나 사진을 잘 찍고, 영상을 잘 다루며 색감에 민감하다. 반대로 감성 에너지가 없는 사람들은 시각적인 힘이 약해 주변을 잘 살피거나 보질 못한다.

　감성 에너지가 강한 사람은 사람의 얼굴은 잘 기억해도 이름은 잘 기억하지 못한다. 반대로 감성 에너지가 약한 사람은 이름은 기억해도 얼굴은 기억을 못 하는 경우가 많다.

　얼굴 표정이 변화무쌍한 사람들은 대부분 감성 에너지가 많다. 흔히 말해 감정을 감추지 못하고 얼굴에 그대로 나타내는 사람들이 감성 에너지가 강하다.

　감성 에너지가 잘 조절되면, 다정다감한 특징이 많아 따뜻한 느낌을 준다. 하지만 과하면 감정적이고 잦은 화를 내는 사람이 되고, 부족하면 냉정하고 차가운 사람이 되는 것이다. 과하면 분노조절장애가 있거나, 흔히 말해 빙의 증상이 나타나기도 한다.

　관계 에너지는 관계를 받아들여 포용하고 다양한 사람들과 인간관계를 형성하는 사회성을 의미한다. 하지만 해당 에너지가 지나치게 강하면 고집스럽거나 편협스러운 인간관계를 형성하고 자신만이 모든 관계를 좌지우지 하려 하며 모든 관계에 간섭을 하려는 경향이 나타난다. 이와 반대로 관계 에너지가 약한 경우는 인간관계의 지속성이 떨어지고 사회성이 떨어지며 잘 어울려 살아가지 못하고 자신만의 세계에 갇혀 살기도 한다. 조금은 무뚝뚝하고 답답한 모습을 갖고 있기도 하며 우직하고 믿음직한 면도 있다. 하지만 관계에 대한 지나친 에너지는 관계에 대한 집착으로 이어지고 관계가 끊어지거나 갈등을 하게 되면 매우 견디기 힘들어하고 다른 사람에 비해 몇배로 스트레스를 받게 된다. 상대적으로 관계 에너지가 약한 사람은 타인에 대한 관심이 부족하여 자칫 이기적인 느낌을 주는 경우도 있고 어우러짐이 약해 소위 왕따를 스스로 당하게 만드는 경우도 있다. 특히 타인이 자신에 대해 관심을 갖는 것을 불편해 하는 경우도 있다. 이러한 관계에너지의 불균형을 극복하고 균형을 이루면 사회성이 좋고 타인과 잘 어울려 살아가는 힘이 좋고 관계로 자신의 업무나 목표를 함께 이루어나가는 연대의 힘을 발휘하기도 한다. 특히 현대 사회처럼 다양성이 강한 사회에서는 이러한 관계 에너지는 매우 중요한 에너지가 되었다.

결정 에너지는 모든 일은 정리하거나 분리시켜 나누고 구분하는 힘이기도 하며 선택과 집중하는 힘이기도 하다. 해당 하는 에너지가 지나치면 독단과 독선의 독불장군이란 소릴 듣고 독재적인 경향을 갖고 있다. 특히 자신의 틀이 강해서 자신만의 규칙이나 규율을 강요하고 법칙화해서 타인에게 강요하며 지적하는 잔소리꾼이 되기도 한다. 이와 반대로 결정 에너지가 부족하면 결정장애라 해서 이러지도 저러지도 못하고 우왕좌왕하게 되며 선택의 두려움 때문에 쉽사리 일이나 행동을 진행을 못하기도 한다. 특히 이러한 결정 에너지가 없으면 틀이 없어 자유분방하고 제약되고 규칙과 규율에 대한 반감이 심하며 단체활동이나 규범이 강한 조직체에서 생활하기 힘들고 혼자 일하거나 자유로운 직업에 접합하다. 행동 또한 건들건들 정적이지 못하고 산만하기 때문에 어릴적부터 부모나 주변인에게 지적을 많이 듣는다. 정리정돈이 안되고 규칙을 지키지 못하며 자신이 약속한 것도 잘 지키지 못하는 경향이 많다. 결정 에너지는 사회적 규칙이나 법을 지키는 힘이기도 하기에 해당 에너지가 없다면 자유로움이 없는 직업이나 단체에 소속되어 있다면 매우 스트레스가 심하고 이것이 병의 근원이 되기도 한다.

결정 에너지가 잘 균형을 이룬 경우는 적절히 사회규범을 따르면서 서로 배려하고 양보하고 적절한 절제심을 겸비한 준수한 성품을 유지하게 된다. 지나친 통제도 문제지만 지나친 자유도 문제이기에 자유에 따른 책임을 인식하는 균형있는 결정 에너지가 필요하다.

생각 에너지는 각종 정보나 지식을 습득하고 배우며 경청하여 수집하는 힘을 의미하고 이를 정리하여 논리적이고 현실적으로 잘 표현하고 발표하여 설득하는 힘을 말한다. 하지만 지나친 생각 에너지는 일어나지 않은 일에 대한 걱정이나 과대망상이 있고 이를 통해 현실화 시키는 경향이 있어 의심, 탐구심, 호기심의 지나침으로 인해 사람들과 갈등하게 만들기도 한다. 이와 반대로 생각 에너지가 부족하면 다음에 일어날 일에 대한 생각을 못하고 우선 행동이나 결정을 해 버리는 경우가 많고 이것 때문에 자주 후회를 하는 상황이 벌어지게 된다. 생각 에너지가 지나치면 시작을 못하고 부족하면 마구 생각없이 일을 벌려 주변인을 힘들게 하는 것이다. 생각 에너지가 균형을 이루면 배려심이나 모든 일에 대한 사고능력이 좋고 지혜로운 운영을 할 수 있으며 손해가 없는 선택을 하게 만든다. 지식적 능력도 겸비해서 다른 사람들에게 좋은 정보나 교육을 하는데 역량을 발휘하기도 한다. 이토록 각종 에너지의 균형이 얼마나 우리의 평생이라는 삶속에서 나의 모습과 위치 그리고 관계를 좌우하는지 모른다. 스스로 무엇 부족한지 그리고 무엇을 보완하여 채우고 지나친 에너지는 절제해야 하는지 알아야 한다. 이것이 모두 내가 취하는 각종 음식과 소리와 빛과 사람들로부터 영향을 받는 점을 알아야 한다.

② 여기서 빙의에 대해 잠깐 알아보자

빙의 증상에 대해 말이 많지만, 귀신이 들어온 사람들이 헛소리나 이상한 행동을 하는 것이 아니라, 악의적이며 계획적으로 사람을 해하는 사람이 귀신에 사로잡힌 사람이다. 감정 에너지가 강해서 나타나는 현상은 귀신에 사로잡힌 것이 아니라 지나친 열감과 열증이 머리에 몰려 마치 홍역이나 열병에 걸린 듯 헛소리를 하고, 환청과 환각에 사로잡혀 무엇인가 보는 듯한 행동을 하는 것이다. 다시 말해 머리에 24시간 혈액이 몰려서 판단력이나 행동에 제한을 받거나 과도한 망상 행위를 하는 것을 의미한다.

어릴 적 머리에 꽃을 꽂고 혼자 행복해하며 웃으면서 다니던 미친 여성, 미친 남성을 본 적이 있다. 그러나 그들은 악의적으로 사람을 해하지 않는다. 다만 혼자 이상행동을 할 뿐이다. 다시 말해 기능적 문제이지, 정신적 문제로 보기엔 어렵다는 것이다. 그런 현상의 사람을 여럿 치료하면서 발견한 점은, 어릴 적부터 또는 특정 시기에 편중된 에너지로 태어나 편중된 에너지의 음식을 과다하게 섭취한 경우가 대부분이라는 것이다. 충분히 음식 조절을 통해 치료 가능하고 회복 가능한 증상이다.

그러나 현대 사회에서는 사회 구성원이 독특한 행동을 하면 일단 정신병으로 진단하고, 약으로 증상을 누르거나 행동을 억제하는 방법을 사용한다. 그러면 몸은 계속 상하고, 해당 증상은 치료되지 않는다. 특히 빙의 증상은 열증에 의한 것이다. 그러나 현대 의학에 쓰이는 대부분의 약들은 열증을 유발하기 때문에 더욱 병증을 심화시키는 오류를 범한다.

어찌 보면 음식 조절 몇 개월이면 없어질 증상을, 알지 못함으로 인해 과도한 치료를 하고 그에 따른 부작용에 시달리며 점점 사회에서 멀어져 가는, 정신이 병든 사람으로 만들어 버리게 된다. 마치 닭장에 있는 한 마리의 닭이 병들면 쪼아서 죽이는 현상과 같다. 참으로 안타깝다. 그 역할을 하는 게 가족과 의료인이란 것에 더욱 마음이 아파 온다.

"빙의 증상을 과연 음식으로 치료 가능하냐?"라는 질문을 많이 받는다. 어릴 적 우리는 이상한 행동을 하는 사람에게 통상적으로 이런 말을 해 왔다.

"얘가 뭐를 잘못 먹었나? 왜 그러지?"

맞다. 무엇을 잘못 먹으면 이상한 행동을 하게 된다는 사실을 오랫동안 조상들은 알고 있었고, 그것이 우리 삶 가운데 언어로 자리 잡고 있었던 것이다. 그런 이유에서 먹거리에 대한 부분이 매우 중요하고, 먹는 것에 의해 정신질환뿐만 아니라 육체적 질환도 야기된다는 것이다. 정신과 육체가 온전하지 않은 사람이 사회적 관계가 온전할 수 있겠는가? 그것은 지나친 기대이다.

부부간, 부모자식간의 갈등도 이런 점에서 먹거리에 의한 현상이 아닐 수 없다.

③ 빙의 증상에 시달리던 28세 여성을 치료한 사례

이 대상자는 빙의 발생 후 3년간 투병 중이었고, 정신병원과 요양원, 복지시설과 가정을 오가며 가족들에게 수많은 고통과 힘든 과정을 안겨 주었다. 특히 대상자의 어머니는 갑자기 죄인이 된 마음으로, 없는 가정형편에 치료비를 감당하고 있는 상태였다. 가정은 정말 말이 아닐 정도로 힘든 상태였다. 매일 고통의 연속이었다고 해도 과언이 아닐 정도였다.

작은 키에 50㎏ 정도의 체중에서 80㎏ 이상으로 모습이 너무도 형편없게 변하고, 자포자기하듯 살아가고 있었다. 실낱같은 희망을 갖고 찾아온 모녀를 보니 참으로 마음이 착잡하고 힘들었다. 체질관리 프로그램을 시작하여 병증이 호전되고 몸무게도 급격히 줄면서, 희망을 안겨 주고 짧은 기간 내에 많은 개선을 하니 놀라는 것이다. 수많은 병원과 의사를 만나고도 3년 동안 호전되기는커녕 지속적으로 병세가 악화되고, 감당이 안 되어 장기 요양을 하는 정신병원에 보내기 직전에 찾아온 것이었다.

나를 찾아오는 사람들은 병원에서 포기하거나 돈이 없어 치료를 더 이상 하지 못하는 사람들이 대부분이다. 초기에는 병원을 신뢰하여 수년 동안 치료를 기대하며 물질과 시간과 노력을 쏟아 보지만, 해결이 되지 않아 찾아오는 것이다. 그렇다. 나는 병원이란 기관에 소속된 의사도 의료인도 아니다. 오로지 음식을 해당 병증을 앓고 있는 환자에게 구분해 주는 일만 한다. 그 구분은 오랫동안 연구를 통해 만들어진 것이므로 쉬운 일은 아니다.

그러나 정말 많은 사람들이, 특히 작게는 몇 년, 많게는 수십 년 동안 고생한 병증을 지닌 환자들이 개선, 치유, 회복되는 사례를 보고, 점점 찾아오는 사람들이 늘어나고 있다.

④ 감정에너지의 불균형으로 분노조절장애가 생긴 남편을 치유하기 위해 상담했던 사례를 이야기하고자 한다

해당하는 상담은 50대 부부의 이야기인데 부인이 찾아와 자기 남편이 원래 다정다감하고 따뜻한 남편이었으며 정말 좋은 남편인데 최근 1년 반 전부터 서서히 분노조절이 되지 않아 화를 내는 경우가 생기더니 지금은 최악으로 치달아 집안 살림이 남아나지 않을 정도로 폭력적이 되었다는 것이다. 그래서 수없이 상담도 다녀 보고 했지만 개선이 되지 않아 찾아오게 된 것이다. 남편은 원래 따뜻하고 다정다감한, 감성 에너지가 풍부한 사람이었다. 그런데 남편이 그렇게 돌변한 이유는 아내가 남편의 건강을 위해 1년 반 전부터 홍삼, 인삼을 김치냉장고를 따로 준비해 가득 채우고 수시로 섭취하게 했다는 것이다. 다시 말해 화기(火氣)인 불의 기운이 강해 감성적인 사람에게 설상가상으로 화기가 강한 홍삼, 인삼을 과도하게 섭취토록 한 것이다. 남편이 상담을 찾아왔을 때는 얼굴에 붉은 기운이 가득하고 눈이 충혈되어 있었다. 폭발직전의 얼굴로 온 것이다. 그래서 물어보았다 "얼굴이 원래 저리 붉은 색이고 눈에 충혈이 많이 되었나요?" 원래는 그렇지 않았는데 어느 순간부터 저리 변했다고 하며 울먹였다. 그래서 화기가 강한 음식을 모두 금지시키고 열을 내리는 음식을 처방하였다. 그 후 2주 뒤 아내로부터 연락이 왔다. "예전 우리 남편으로 돌아왔어요"라며 울먹이는 것이다. 그리고 자기 자신이 남편의 건강을 돈을 들여 해치는 결과를 가져왔다며 자책하는 것이 아닌가? 그렇다. 우리는 알지 못했기 때문에 죽어 가는 경우가 많다. 수십 년 함께 살아온 나의 몸을 잘 알지 못하면 운영하지도 못하며 문제가 생길 때마다 해결하지 못한다.

"음식으로 고치지 못하는 병은 약으로도 못 고친다"라는 말이 있다. 예로부터 음식으로 병증을 다스리는 사람을 '식의'라 하여, 상당히 높은 능력의 의사로 인정해 줬다.

『세종실록』에 의사에 대한 재미있는 분류가 있다. 이 책에서는 의사를 심의, 식의, 약의, 혼의, 광의, 망의, 사의, 살의 등 총 8개의 등급으로 구분하고 있다.

먼저 가장 높은 단계로 '심의(心醫)'를 꼽는다. 심의는 환자가 항상 마음을 편안하도록 하여, 환자에게 큰 해가 없이 치료하는 의사를 뜻한다.

그 다음으로 음식으로 병을 다스리는 식의(食醫), 약 처방을 통해 사람을 고치는 약의(藥醫), 위급한 상황을 제대로 살피지 못하는 혼의(混醫), 자만에 빠져 자상히 살피지 않고 함부로 약과 침을 쓰는 광의(狂醫), 약도 제대로 준비하지 않고 병자와 의논하지도 않으며 마땅히 해야 할 처방도 하지 않는 망의(亡醫), 마음으로 의원이 되려 하나 의술을 잘 알지 못하는 사의(私醫), 마지막으로 오만무도하여 남을 능멸하여 거만하게 구는 살의(殺醫)를 단계별로 이야기한다.

이 중 살의에 대해서는 "천하의 쓸모없는 사람이니, 마땅히 자기 한 몸은 죽을지언정 다른 사람은 죽이지 말아야 할 것"이라고 기록되어 있다. 이 기록처럼 근본적으로 마음과 음식을 다스리지 못하면 병을 고치기란 힘들다는 말이다. 음식으로 몸에 들어오는 에너지를 바르게 하지 못하면 마음조차 흔들리니, 그만큼 자신의 선천적 체질에 맞는 음식습관은 건강과 매우 밀접한 관계를 갖고 있다.

나는 음식습관을 바꾸어 주고 교정하여 병증을 다스리고 치유하는 일을 수년간 해 왔다. 점점 나를 찾아오는 환자들이 늘고 있다. 그만큼 병원 치료, 즉 증상 치료로 해결되지 않는 것이 많아지기 때문이다. 아무리 증상 치료를 잘한다 해도 습관을 바꾸지 않으면 병증은 재발하기 마련이다. 해당 병증을 일으킨 습관은 바꾸지 않으면서 병증만 치료하면, 습관은 그대로 남아 병증을 다시금 만들어 내는 것이다.

앞서 말한 대로 생각과 말과 행동은 거짓을 만들어 낼 수 있다. 하지만 몸은 거짓말을 하지 못한다. 나아가 오감이라 불리는 시각, 미각, 후각, 청각, 촉각과 육감이라 하는 영감을 통해 마음이 변화하고 시간마다 새로운 방향으로 흘러간다. 그 다채로운 변화에 영향을 주는 것은 과연 무엇일까? 마음에 가장 많은 영향을 주는 것은 앞서 말한 감각들이며, 그 감각들로 학습되어 있는 경험이 잠재의식 속에 존재하여 영향을 주며 마음을 운전하고 있는 것이다.

감각의 새로운 발견이 필요하다. 감각이 무뎌지는 것은 음식에 의해서다. 음식을 자신의 체질에 맞게 섭취하여 몸의 상태를 개선하여 온전한 감각을 깨워, 감각을 통해 인식되어 들어오는 정보와 각종 외부의 영향력을 구분하여 온전히 할 때, 나의 육체는 질서를 찾게 된다. 그것이 바로 정신인 마음과 육체와 사회관계가 건강해지는 비결이며, 완전한 건강을 이루는 길이다.

소크라테스는 이런 면을 이미 알고 있었던 듯하다. "너 자신을 알라"라는 말은 정말 대단한 말이고, 참으로 어려운 말이다. 자기 자신을 아는 것이 인생에 있어서 성공과 실패의 중요한 열쇠라는 사실을 알았던 것이다. 열쇠가 맞지 않으면, 인생의 문에 서서 아무리 열심히 열려고 노력해도 문은 열리지 않는다. 그래서 많은 사람들이 스스로 '왜 내 인생은 안 열리지?'라는 질문을 종종 한다. 인생이 활짝 열리길 원한다면, 나에게 맞는 열쇠를 빨리 찾아야 한다. 그 열쇠는 '나를 아는 것'이다.

"내 인생의 열쇠는 나 자신을 아는 것이다."

002 ▶ 생각 속에 존재하는 논리

우리는 수많은 생각 속에 살아간다. 생각은 사건이나 행동의 순서를 나열한다. 간혹 주변에서 자신이 한 말의 실수를 덮거나 회피하기 위해 이런 말을 할 것이다.

"생각 없이 한 말이야."

과연 생각 없이 한 말일까? 생각 없이 나오는 말은 없다. 데카르트라는 철학자는 "나는 생각한다, 고로 존재한다"라는 명언으로 유명하다. 그 말은 생각 없는 것은 존재하지 않는다는 것이다. '인간은 생각하는 동물'이라는 말처럼, 사람에게서 생각을 제외하면 동물과 다르지 않다는 것이다. 스스로 "생각 없이 한 말이야"라고 말하는 사람은 "나는 동물이야"라고 말하는 것과 같다고 해도 과언이 아닌 것이다.

지구상에 어떤 동물보다 높은 지능을 가지고 있는 인간은 매우 복잡하고 다양한 언어와 습관 그리고 창조된 문화를 갖고 있다. 이 모든 산물들은 생각, 즉 사고력과 창조력에 의해 생겨나고 발전해 왔다. 지금의 모든 물질들, 도구들, 새로운 기술들은 모두 인간의 생각 속에서 탄생된 것들이다. 이러한 생각이 자신의 운명을 만들고, 생각들이 모여 단체와 국가를 이루고 민족을 이루기도 했다.

과연 우리는 어떻게 살아가고 있는가? 어떤 생각을 통해서 어떻게 표현하며 살아가는가? 그 수많은 생각들은 어떻게 만들어지는 것인가? 그것은 앞서 말한 마음에 따른 관념에 의해서 만들어진다. 다시 말해 감각에 의해 만들어진 마음이 관념, 즉 경험과 잠재의식을 통해서, 그리고 시간 속에 주고받는 영향을 통해서 생각이 자가발전 하듯 나타나는 것이다.

① 인간의 생각의 가치는 무엇보다 특별하고 소중하다

요즘 휴대폰을 사용할 때
처음 받는 전화가 아닌 이상
상대방 전화번호와 이름이 표시되어 나온다.

예전에는 여보세요? 누구세요?
라는 말을 사용했지만
지금은 많이 사라진 듯하다.

바로 본론으로 들어가기에
예비동작과 인식이 부족해진 듯하다.
그래서 모든 일에 생각해 보는 습관에서 멀어져
무감각해지는지도 모른다.

그 사라짐은 '새로운 문명과 사회문화 발달이
결국 도구나 기계를 의존함에 따라 행동방법이
달라지고 따뜻한 인간성이 사라지지 않을까' 하는
걱정이 되기까지 한다.

이에 '정신세계가 발전해야
인간은 행복을 진정으로 느낄 텐데'라는

아쉬움을 더하게 한다.

물질은 시간이 지남에 따라
많이 변화하고 보존보다 소멸을 하지만
인간은 정신세계를 기반으로 하는
그 본질에서 바뀌지 않기 때문이다.

바뀌지 않는 본질을
잃어버리면 결국 정신을 잃어버리고
정신을 놓고 살아가게 된다.

육체의 편안함과 안락함을 추구함이
오히려 독이 되어 인간의
정신세계를 좀먹고 있다는
생각까지 들게 한다.

문명의 도구는 도구일 뿐이다.
주체가 되거나 중심이 되면 안 된다.

인간성 그 본연의 아름다움이
중심이 된다면
행복은 자연스러울 것이다.
나는 행복한가?
질문을 해서 행복하다면

아름다움이 배어 나오는 한 인간으로
세상에 존재하는 것이다.

아름다운 존재인 인간
그저 살아 움직이며 생각만 해도
기적이라 여겨지는 존재다.

그만큼 귀한 작품이기에
조물주도 그 무엇보다 소중한 마음으로
세상 만물을 주신 게 아닌가?

나의 존재감을 잃어버리고
가치를 잃어버리는 자가 되지 말고
자신을 소중한 존재로 다시금
인식해야 한다.

당신은 그 무엇보다 소중하다.
그 존재하는 시간동안
충분히 행복할 권리가 있다.

나는 심리학과 출신도 아니고 사회학자도 아니다. 선조들의 우주자연 만물을 바라보는 천지인 사상을 통해 역학이 만들어졌고, 이 역학을 재조명하여 자연에 순수하게 존재하는 모든 사물의 관계 에너지와 함께 더불어 살아가는 인간관계 에너지를 살펴 선천체질학을 재정립하였다.

'천(天)', 그 속엔 하늘, 즉 종교적 용어를 빌려 영적인 정신 질서를 말하고 있고, '지(地)'는 땅, 즉 이 땅에 이루어지는 자연법칙이라 불리는 자연 질서를 의미하며, '인(人)'은 사람 간에 일어나는 사회 질서, 즉 인간관계 질서를 의미한다. 빛이 지구상에 도달하여 보이는 법칙인 이 세 가지 '천지인'을 깨달아 아는 사람이 왕(王)으로서 사람들을 치리(治理)할 수 있다고 했다. 치리자(治理者)는 군림하고 강압적인 힘으로 다스리는 사람을 의미하지 않는다. '치리(治理)'의 뜻은 '홍익사상', 즉 철학을 의미한다. 인간을 널리 이롭게 한다는 홍익사상처럼 치리자는 사람을 살리는 사람을 의미한다.

사람을 살리는 삶을 '살림살이'라 한다. 살림살이는 각 가정에서 부모들이 하는 것만을 말하지 않는다. 살림살이는 사람들이 살아가는 삶을 의미한다. 크게는 국민이 편안하고 안정되게 지낼 수 있도록 국가를 운영하는 것을 말하고, 작게는 어머니가 가족을 위해 먹을 것을 만들고 가정을 운영하는 것을 말하기도 한다. 이처럼 작은 조직부터 큰 국가 조직까지 살림살이가 필요하다. 그러나 지금은 어떠한가? 완전히 잘못된 살림살이를 하고 있지 않은가?

살림살이를 잘하려면 개개인의 근본적인 성질을 알아야 한다. 그래야 적절한 먹거리를 제공하고, 건강하게 살아가도록 해 줄 수 있는 것이다. 과연 내가 가정에서, 직장에서 살림살이를 잘하는지 생각해 봐야 한다.

생각이란 이런 면에서 구조적이고 순서적인 나열을 통해 나를 점검하는 정말 좋은 도구다. 생각이 없다는 말은 살릴 생각이 없다는 말과 같다. 생각 없이 말한다는 것은 반드시 주변인을 죽이는 결과를 초래한다. 갈등과 분쟁을 초래하고, 여러 사람들과의 관계를 악화시킨다.

그렇다면 생각을 온전히 하려면 어떻게 해야 할까?

첫째, 올바른 가치관을 확립해야 한다.

　이때 가치관은 이념이나 종교 그리고 철학과 같은 이름으로 불리기도 한다. 나의 철학이나 나의 이념, 나의 종교를 통해서 말을 하고 마음을 두어 의지하기도 한다. 가치관이 명확하지 않으면 항상 명확하지 않은 언어를 사용하거나 혼돈된 삶을 살아갈 것이다.

둘째, 바른 가치관을 창조하여 현실화하는 결과가 필요하다.

　누구나 가치관을 실현하기 위해 노력한다. 그러나 어떤 가치관을 통해 결과를 만들어 내느냐는 자신의 창조 관념, 즉 새로운 것에 대한 도전이나 생각을 현실화하는 부분을 말한다.

셋째, 마음은 정확한 감각에 의해 온전한 감정과 느낌으로 표현되고 생각을 이어 줘야 한다.

　감각에 의해서 받아들여지는 모든 마음은 새로운 생각의 재료와 같다. 그래서 재료가 신선하지 못하면 좋은 생각을 하고 표현할 수 없다. 신선한 재료와 같은 마음을 찾으려면 나의 몸을 자연 질서에 맞게 건강하게 유지해야 한다. 그래야 감각을 통해 들어오는 모든 정보의 오류를 줄이고, 정확한 감각에 의해 온전한 감정과 느낌으로 표현하여 소통을 하게 된다.

　정확한 감각은 성공의 원천이다.
　부정확한 감각은 실패의 원천이다.
　무감각은 아무런 결과가 없다.

넷째, 나의 언어 에너지를 알아야 한다.

인간은 태어나면서부터 말을 시작하고, 단어를 말하던 것을 문장으로, 문장을 말하던 것을 구체적인 표현으로 발전시켜 나간다. 사람들은 자신의 직업이나 판단 기준, 각종 가치관과 추구 방향에 따라 언어가 변화한다. 어떠한 학습환경인가에 따라 언어가 다르다. 하지만 잘 관찰해 보면, 선천적 기질에 따라 자신이 가지고 있는 에너지의 언어가 다르고, 누구나 자기만의 언어를 사용하고 있다. 기질별 다섯 가지 언어 에너지를 선천체질로 구분해 보면 아래와 같다.

① **행동형 언어**

> 행동형 언어를 쓰는 사람들은 가치관을 행동에 중심을 둔다. 행동형 언어를 가진 기질의 사람들은 무엇이든 '했는가, 안 했는가?'를 중심으로 이야기한다. 쉬운 예로, 외출했던 어머니가 집에 들어오면, 행동형 어머니는 이렇게 말할 것이다.
> "공부했어? 숙제했어? 밥 먹었어? 청소했어? 씻었어?"
> 이런 행동과 관련된 행동형 언어를 사용한다. 일반적으로 대부분 이렇게 쓴다고 생각할 수도 있지만 그렇지 않다.

② 감성형 언어

감성형 언어를 쓰는 사람들은 가치관을 감정의 표현에 중심을 둔다. 자신의 감정이나 타인의 감정이 매우 중요하기 때문에 늘 감정을 우선시하고, 감정에 의해서 모든 판단과 결정 그리고 관계를 맺는다. 쉬운 예로, 외출했던 어머니가 집에 들어오면, 감성형 어머니는 아이들의 얼굴을 살피며 이렇게 말할 것이다.

"우리 예쁜 아들(딸), 오늘 어떻게 지냈어? 친구들이랑 잘 놀고 아무 일 없었어?"

이런 감성 가득한 말로 안아 주며 감성형 언어를 사용한다.

③ 관계형 언어

관계형 언어를 쓰는 사람들은 가치관을 관계 표현의 중심에 둔다. 자신과의 관계를 중요시하고, 관계가 잘못되거나 어려워지는 것을 매우 힘들어하는 심리가 많다. 자신의 업무보다 관계가 먼저라서, 업무를 하다가도 관계를 맺은 사람이 어려움에 빠져 도움을 요청하면 달려가는 게 관계형 사람들이다. 쉬운 예로, 외출했던 어머니가 집에 들어오면, 관계형 어머니는 이렇게 말할 것이다.

"엄마 왔다! 내 아들, 내 딸 어딨어? 엄마 왔으면 나와서 인사하고 얼굴 보여 줘야지…. 오늘은 친구 누구누구랑 놀았어?"

이렇게 관계형 언어로 안부를 묻고 인사를 할 것이다.

④ **결정형 언어**

> 결정형 언어를 쓰는 사람들은 가치관을 결론이나 목적에 중심을 둔다. 그래서 모든 말을 사무형으로 하는 느낌이 들고 냉정한 느낌이 든다. 흔히들 '결론이 뭐야?'라는 말을 잘 쓰는 유형들이다. 예를 들어, 외출했던 어머니가 집에 들어오면, 결정형 어머니는 이렇게 말할 것이다.
> "엄마 왔다. 별일 없지? 엄마가 뭐 해 줄까? 필요한 게 뭐야? 시험 점수는? 엄마 말대로 오늘 할 일 다 한 거야?"
> 이런 말을 주로 할 것이다. 말 그대로 목적형 언어를 쓴다. 강요형 될 수 있고, 지시형 언어 느낌도 강하다.
> 마치 사무실이나 군대에서 지시 내리듯 하고, 자신이 결정하거나 세워 놓은 규칙을 제대로 수행했는지 안 했는지가 중요한 것이다. 특히 잔소리가 심한 유형처럼 보일 수도 있다.

⑤ 생각형 언어

> 생각형 언어를 쓰는 사람들은 가치관을 자신의 생각을 마치 일어난 것처럼 표현하거나 설득하려 하는 것에 중심을 둔다. 효율을 중요시하고, 깊이 생각하고 모든 일을 해야 한다고 늘 생각한다. 생각이 많다 보니 근심도 많다. 그래서 필요 이상의 과도한 말을 하기도 한다. 자신의 생각에 이해되지 않는 부분에 대해서 궁금해하고 자주 물어보기도 한다. 예를 들어, 어머니가 외출했다가 집에 들어오면, 생각형 언어의 어머니는 이렇게 말할 것이다.
>
> "애들아, 엄마 왔다. 어제 너희들이 말한 것을 생각해 보니… 내 생각에는 다르게 해야 하지 않을까? 내가 보기에는 이렇게 하면 맞을 듯한데 말이야… 너희 생각을 이야기해 봐…."
>
> 하는 식으로 대화를 이끌어 간다. 특히 '내 생각에는', '내가 보기에는' 또는 '생각해 봐'라는 말도 많이 사용하는데, 자신만큼 상대방이 생각을 안 한다고 늘 생각하기에 언제나 그렇게 말의 습관이 젖어 있는 것이다.

이렇듯이 생각의 추구 방향대로 언어가 표현되고, 또한 그에 맞게 행동한다. 우리가 살아가면서 마음이 맞는가, 안 맞는가 하는 여부도 사실은 언어의 소통과 밀접하다. 말이 안 통하면 마음이 맞지 않는 것은 당연하다. 또한 생각도 다르다. 생각은 자신이 가지고 있는 고유한 성향, 즉 에너지대로 받고 표현하고 생각하고 말한다. 그 고유한 에너지를 인정하고, 나 아닌 다른 사람이 또 다른 방식으로 말할 수 있다는 것을 인정할 때 소통의 문제는 이겨 낼 수 있다. 다른 사람을 탓하기보다는 나를 먼저 알고, 그에 따라 주변인과 소통을 적절히 해야 하는 것이다.

> 무슨 일을 하던 손발이 맞아야 한다고 한다. 손은 마음을 상징하고 발은 생각을 상징한다. 손발이 맞는다는 것은 마음과 생각이 맞는다는 말이기도 하다.

003 얼굴에는 습관의 틀이 건강을 알려 준다

옛말에 '사주불여관상(四柱不如觀相)'이란 말과 '관상불여심상(觀相不如心相)'이라는 말이 있다. 그만큼 태어날 때부터 갖고 있는 고유한 선천 체질 에너지보다 왜 관상을 먼저 보았는가? 그것은 관상에 살아온 습관이 고스란히 묻어 있기 때문이다. 얼굴에 나타나는 모습에는 각자가 살아온 습관이 오래되도록 고착되어 강하게 남아 있다. 예를 들어 신경질적인 얼굴을 가진 사람은 신경질적으로 살아왔고, 앞으로도 신경질적으로 살 가능성이 높다. 그게 얼굴에 나타나는 습관의 증거다. 생년월일시가 같더라도 누구나 환경 값이 다르고 이로 인해 많은 변수가 생겨 관상도 달리 보일 수 있다.

과연 나는 어떤 얼굴을 하고 있을까? 그 얼굴에는 건강에 대한 부분까지 모두 나타난다.

간단히 얼굴을 살펴보면, 이마와 눈빛(시력)은 혈액순환계와 밀접하다. 심장과 혈액순환에 따라 색이 다르고, 모양이나 주름에 따라 많은 부분을 알 수 있다. 눈빛이 맑고 이마가 밝은 사람들은 총명하고 자기표현도 잘하고 분명한 성격이다. 그러나 눈빛이 흐리고 이마가 어두우면, 총기도 없고 표현도 잘 못하고 소극적인 태도를 보인다.

특히 눈 밑은 간에 대한 건강을 점검하는 곳이다. 흔히 말해 다크 서클(Dark Circle)이 있는 사람은 피곤함이 느껴지고, 늘 체력 회복이 느리며, 축 늘어져 의욕이 없다. 반대로 눈 밑이 밝고 두툼하고 깨끗한 사람은 늘 의욕이 넘치고 활력 있게 살아간다. 눈 밑이 어두운 사람은 근본적으로 자신의 몸을 돌보지 않는 사람이 많고, 사랑받지 못한 사람들이 많은 이유이기도 하다. 눈 밑이 어두운 사람은 자기 관리가 안 되는 사람들이니, 직원으로 채용할 때나 함께 일할 때 고려해 봐야 한다.

눈두덩이(눈꺼풀)가 잘 붓고 빨간색을 띠며 두툼한 사람들은 담(쓸개) 기능이 강한 모습으로 관찰된다. 이런 사람들은 매우 용감하고 겁이 없다. 반대로 눈꺼풀이 얇고 푹 들어간 사람들은 겁이 많고 용감함이 덜하다. 진취적이고 공격적인 일보다는, 수동적이고 방어적인 일에 적합하다.

코는 대장 기능을 말하기도 하고, 결정하는 심리를 말하기도 한다. 코가 크고 날카로운 사람은 결정 능력이 강하고, 자기가 결정하면 타협이 잘 안 된다. 마치 감독관 같은 기질로 보면 된다. 그래서 코가 날카롭고 클수록 지시형 언어를 쓰고 유연함이 떨어진다. 카리스마가 있어서 리더의 자리에는 어울리나, 조력자나 부하로는 부담스러운 존재가 될 수 있다. 반대로 코가 작고 아담하거나 둥근 사람들은 결정 능력이 부족하고, 무엇 하나 결정하려면 주변인들에게 물어보거나 세심히 살피는 기질이 있으며, 또 타인이 결정 내려 주는 것을 편하게 느끼기도 한다. 이런 모양의 코를 가진 사람은 식당에 갈 때 메뉴를 자발적으로 선택하지 못하고, 다른 사람이 골라 주는 것을 좋아한다.

입술은 비장·위장을 말하기도 한다. 윗입술이 발달한 사람은 공격적이고 적극적인 성향을 갖는다. 반대로 아랫입술이 발달한 사람들은 수동적이고 방어적인 성향을 갖는다. 동물들도 위턱이 발달하면 육식동물이 많고 아래턱이 발달하면 초식동물이 많은 것도 성향을 그대로 나타낸 모양이라고 볼 수 있다. 입술이 마르거나 상처가 자주 나타날 때는 소화기계의 건강을 점검할 필요가 있다. 또한 입술이 두꺼운 사람은 인간관계를 중요시하고 적극적이지만, 반대로 입술이 얇은 사람은 관계를 소극적으로 맺는 타입이다.

귀는 생각과 밀접하다. 귀가 클수록 생각이 깊고, 귀가 작을수록 생각이 짧을 가능성이 높다. 요즘 귀가 건조하고 이명이 들리는 증상 때문에 힘들게 사는 사람들이 많다. 수분이 너무 없어서 고막이 팽팽해진 결과다. 어릴 적 겨울에 건조해져 문풍지가 울면 입에 물을 한 모금 물고 내뿜어 문풍지에 뿌리라는 어른들의 말을 기억할 것이다. 건조하여 팽팽함이 심해지면 소리가 난다. 하지만 수분이 적당하면 소리가 나지 않는다. 마찬가지 원리다. 이명증은 머리쪽 수분 균형 상태와 관계가 깊으며, 나아가 이석증도 이런 맥락에서 일어나는 증상으로 볼 수 있다. 귀가 크고 귓불이 늘어진 사람은 생각이 그만큼 깊고 사고 능력이 강하다. 그래서 웬만해서는 가벼운 결정을 내리지 않고 처세를 잘한다. 얼굴 모양만으로도 성격과 기질이 보이는 것은 자연의 이치다. 인간이 소우주인 것처럼….

각자의 성향과 그동안 살아오면서 젖어 있는 습관이 얼굴에 그대로 나타난다. 태어나서 10대까지 살아온 습관으로 20살의 얼굴이 만들어지고, 20살부터 20년간 살아온 습관으로 40세에 얼굴이 바뀐다. 40세부터 20년간 살아온 습관으로 60세에 새로운 얼굴이 되고, 60세부터 20년간 살아온 습관으로 80세의 얼굴이 나타나는 것이다. 그 나이대의 그 얼굴을 보면 그 사람의 인생이 보이고, 성격이 보이며, 건강 상태도 살필 수 있다. 이 모든 것은 매우 규칙적이고 정교하게 맞아 돌아간다. 건강은 내가 수많은 삶의 시간 동안 행한 결과로서, 피할 수 없는 명백함이라 말해도 틀리지 않을 것이다.

① 미간에 내 천(川) 자와 석 삼(三) 자가 생기는 이유와 이를 없애는 방법은 무엇일까?

예로부터 미간에 주름이 잡히면 찡그린 인상이 되어 보기 좋지 못하고, 스트레스가 심한 인상으로 보여 편안하지 못한 모습이 된다. 건강적인 의미로는 간과 담 그리고 심장과 소장으로 이어지는 흐름에 소통이 원활치 않은 것이다.

명리의학적으로는 자유로운 기질의 목기(木氣)와 표현적인 화기(火氣)가 약하고 상대적으로 고정된 틀이 강한 金氣와 고민과 생각이 많은 수기(水氣)의 사람들에게 일어난다. 지구력은 많으나 참을성을 상징하는 토기(土氣)가 강한 경우에도 주름이 생길 수 있다.

계절적으로는 봄·여름 생은 적은 편이며 가을·겨울 생이 상대적으로 많다. 그 이유와 더불어 환경적/생활적 요인은 다음과 같다.

1. 두려움이나 걱정 근심 그리고 심장을 졸이는 강박관념 등에 오래 노출된 경우

2. 신체적으로 통증을 오랫동안 겪어 항상 인상을 쓰고 있는 경우

3. 시력이 좋지 않음에도 지속적으로 안경을 쓰지 않은 경우

4. 한곳만 뚫어져라 보고 있는 경우

 등이 있으며 이러한 모든 경우를 해결하면 자연스럽게 미간의 주름이 사라지게 된다. 그중에서도 내 천(川) 자는 신체적인 요인이 많은 것이 특징이고 간이나 심장의 에너지가 약화되면서 일어난다. 간 해독이나 심장기능을 살리는 음식으로 개선할 수 있고 대표적으로는 버섯류의 음식이나 산나물류, 꽃차류, 신맛의 봄 과일(귤, 오렌지, 키위, 자몽, 라임, 파인애플), 붉은색 과일(석류, 딸기, 토마토, 체리, 수박) 등을 섭취하면 해당 장부의 움츠린 기운을 풀어 주고 주름이 펴지는 데 도움이 된다. 음식 조절과 운동을 하면 더 효과적인데 팔과 어깨를 많이 사용하여 등을 풀어 주는 운동을 주로 하면 좋으며, 음악으로는 밝고 빠른 템포의 음악을 즐겨 듣는 것이 좋다. 어느 때든지 심각한 상황은 도움이 되지 않으며 항상 심각한 상황 속에 살아온 내 천(川) 자 인상파 사람들은 도전에 대한 완성이 강한 욕구로 자리 잡고 있다. 이와는 반대로 석 삼(三) 자 인상을 갖고 있는 분들은 외부적인 스트레스보다 내면에서 올라오는 욕구나 욕망을 참고 살아온 분들이 많이 생기게 된다. 특히 교육계, 종교계 등 참아야 하는 직종에 많으며 타인의 스트레스를 풀어 주거나 선도하는 입장이므로 자신이 절제해야 하는 강박에 시달리는 경우다. 따라서 자유롭지 못하고 자신을 얽매고 사는 삶에서 나타난다. 이러한 경우도 앞서 내 천(川) 자 인상과 동일하게 음식을 섭취하는 것이 좋으며 가끔은 일탈을 통해 자유를 만끽하는 삶을 주어 해소해 주어야 한다. 육체

적 욕구, 심리적 욕구, 관계적 욕구 등이 절제되어 있는 석 삼(三) 자 인상이 개선되려면 어느 한쪽이던 해소할 탈출구가 있어야 한다. 따라서 취미 생활이나 여가 생활을 충분히 하여 절제된 긴장감을 풀어 주는 것이 좋다.

004 ▶ 말을 요리하라, 언어는 표현의 도구이다

인간은 모든 생활 가운데 말하지 않고 살아가기 힘들다. 대부분의 소통과 의사표현은 말을 통해서 전달하고 받기 때문이다. 옛 속담에 '말 한마디에 천 냥 빚을 갚는다'라는 말이 있듯이, 말은 오랜 옛날부터 정말 중요한 기능을 갖고 있다. 부부간, 가족 간, 친구 간, 동료 간 등등 수많은 인간관계 속에서 말을 주고받는다. 일의 진행을 하기 위한 업무적인 언어를 사용하기도 하겠지만, 나의 생각과 평소 습관이 그대로 말을 할 때 배어나올 것이다.

그 사람이 쓰는 말의 수준을 보면 지식수준부터 가치관, 그리고 마음의 상태, 앞으로의 삶의 흐름까지 파악될 정도니 말의 힘은 실로 대단하다. 특히 사회적 위치에 걸맞은 말을 하지 못하면 지탄받는 것이 당연한 분위기이기도 하다. 이토록 중요한 인간의 언어적 기능을 살펴보자.

인간은 감각을 통해 느껴지는 모든 정보를 생각을 통해 지식과 융합, 정리하여 말로 표현한다. 이러한 말의 반복적인 사용과 연습을 통해서 무의식적으로 표현된다고 한다. 가끔 이렇게 말하는 사람들이 있다. '아무 생각 없이 말한 것인데' 하면서 말의 실수를 덮는다. 결코 보기 좋은 모습은 아니다. 과연 생각 없는 무의식에서 나온 말일까? 당연히 아니다. 무의식조차 학습된 자아의식의 또 다른 모습일 것이다. 그 증거는 모든 인간의 무의식의 언어가 동일하지 않기 때문이다.

　언어 사용을 요리에 비유하여 이해를 돕고자 한다.
　우선 맛있는 요리가 되려면 가장 중요한 것이 무엇일까? 신선한 재료다. 언어로 비유하자면 좋은 마음과 생각이다. 물론 어떤 사람들은 최신의 좋은 정보와 지식이라고 주장할 수도 있겠다. 그러나 선천체질학을 하는 필자의 경험으로 단순하게 나누면, '증명된 말'과 '증명되지 않은 말'이라고 정의할 수 있다. 증명된 것을 말하는 사람들은 거짓을 말하지 않는다. 철저히 규명된 것만을 이야기하는 방식을 쓴다. 반대로 증명되지 않은 말을 하는 사람들은 전해들은 이야기와 가설 또는 소문에 의지하여 말을 한다. 그렇다면 이러한 두 부류의 사람들은 왜 이러한 극단적인 언어 체계를 갖고 생활할까?
　증명된 말을 하는 사람들은 마음과 생각에 질서가 잡힌 상태다. 즉 기준이 명확히 잡힌 마음과 생각의 판단으로 증명되지 않은 정보의 불순물을 제거하여 스스로 검증한 다음, 확실한 근거를 바탕으로 건전하고 확실하게 말을 하기 때문이다. 음식으로 말하자면, 신선한 재료를 깨끗이 세척한 후 요리하여 맛있게 내놓은 상태다.
　그러나 반대로 마음이 무질서하여 기준을 찾고자 헤매는 사람들은 생각과 정보의 불순물을 제거하고 정화하는 능력이 없으므로, 다른 사람에게서 나오는 말에 의지하거나 소문에 의지하는 경우가 많고, 어떤 말이든 모호한 상태로 표현하거나 이유 없이 부정적이고 비판적인 말을 하여, 듣는 사람의 마음을 편치 않게 한다. 맛없는 음식을 어쩔 수 없이 먹어야 하는 상황이라고 할 수 있다.

과연 나는 두 가지 경우 중 어떠한 기준으로 마음과 생각을 표현하고 있는가? 내 삶의 상태만 봐도 알 수 있다. 신선하지 못한 재료는 무엇일까? 그것은 스스로 생각해 보면 자명한 것이다. 좋은 재료를 준비했다 해도 요리사가 능력이 없다면 좋은 요리가 나올 수 없다. 그럼 좋은 요리사는 무엇일까? 말로 표현한다면… 상대방의 마음과 생각을 잘 살펴서 배려하고 잘 이해되도록, 그리고 긍정적으로 받아들이도록 확실한 근거에 의해 설득하는 사람이 아닐까 싶다.

질서에 의한 기준이 불명확해서 잘못 전달될 때에는 오해와 오류가 발생한다. 즉 충분한 설명, 정확한 설명, 명확한 감정 전달이 안 되면 결국 갈등이 발생하는 것이다.

우리는 살아가면서 수많은 관계 속에서 말을 사용하고 있다. 질서에 의한 신선한 재료와 충분한 정보를 가진 자로 언어를 잘 요리하여 내놓는다면, 필히 맛있는 요리를 내놓는 사람이 될 것이다.

요리를 잘하는 사람은 어딜 가나 인기가 많다. 소위 입담이 좋은 사람들도 인기가 많다. 그러나 신뢰감을 갖춘 사람은 흔치 않다. 말이라는 요리에 신뢰감이라는 최고의 맛을 적용하려면, 앞서 말한 질서에 의한 명확한 정보, 마음과 생각이 일치하는 근거 있는 말을 해야 할 것이다. 상대방은 말이라는 맛있는 요리를 먹으며 행복해할 것이고, 그것이 소화가 되면 온몸에 영양소로 퍼져 피가 되고 살이 되지 않을까? 마음과 생각의 양분으로서 사람을 살리는 능력과 힘을 느끼게 될 것이다. 하지만 좋지 못한 말의 요리는 결국 먹으면서도 스트레스요, 소화불량을 일으키는 원인이 되어 배탈까지 난다면, 먹은 사람을 힘 빠지는 상황까지 이르게 한 것이다.

과연 나는 말을 잘 요리하여 전달하고 있을까? 한 번쯤 생각해 봐야 할 일이다.

대부분의 사람들은 말을 맛있게 잘 요리해서 전달해 주는 사람을 좋아한다. 특히 얼버무리지 않고 명확하게 의사 표현을 해 주는 사람이 인기가 좋다. 불명확한 표현을 듣게 되면 갈팡질팡하며 인생을 허비하고 귀중한 시간을 낭비하게 된다. 그뿐이겠는가? 갈등과 분쟁의 인간관계를 양산하는 사람이 될 수도 있다. 우리의 인생은 귀하다. 존재 자체가 귀하고 귀하다. 그 귀한 존재 간의 의사소통을 잘하는 것은 맛있는 요리를 나누는 것이며 행복을 나누는 것이다. 당신은 행복을 나누겠는가? 아니면 불행을 나누겠는가? 당신의 입에서 나오는 말을 통해 행복과 불행이 나누어지게 된다. 우리 모두가 행복을 주는 언어의 요리사가 되길 소망한다. 희망을 주고 확신을 주며, 마음을 평안하게 하고 용기를 주는 사람으로 말이다.

005 ▶ 습관은 자신이 하는 일로부터 나온다

현대 사회를 살아가는 우리에게 직업은 매우 중요하다. 옛날 사람들은 직업군도 많지 않고 다양성이 없었기에 대체로 습관의 모습이 다양하지 않았다. 그러나 현대 사회에서는 수십만 가지의 직업을 가진 사람들이 다양한 곳에서 일하기 때문에 다양한 습관이 질병으로 발전하는 현상들이 많이 발생하고 있다. 이것이 소위 '직업병'이라 해서 고질화되거나, 발병하면 산업재해로 여기고 보상하거나 보호하는 상황까지 이르렀다.

그러나 현대 사회의 다양한 업무와 구조는 외부적, 즉 환경적인 요인이나 내부적인 신체에서 해당 문제를 감당할 만한 능력을 갖추지 못하여 일어나는 증상이라 볼 수 있다. 특히 특정 부위를 사용하는 일들이 많아질수록 더 심해지는데, 해당 부위는 신체의 장부와 연결되어 작용하기 때문에 어려움이 많아진다는 것이다. 예를 들어 심장이 약한 사람이 손과 팔을 많이 쓰는 일을 하게 되면 쉽게 문제가 생기고, 통증을 넘어 질병으로 빨리 발전한다.

관리하던 환자 중의 한 분은 오랫동안 손과 팔을 주로 쓰는 미싱사로 일했는데, 천성적으로 심장이 약하고 혈액순환이 안 되는 체질이었다. 그러다 장기간 해당 일을 해 오면서 음식을 통한 보완이 안 되어, 심한 어깨 통증으로 인해 젊은 나이에 오십견이라는 판정을 받기도 하며, 늘 팔과 어깨와 등에 병증을 달고 살았다. 하지만 같이 일하는 다른 분은 같은 시간, 같은 일을 해도 병증이 없었다. 그 이유는 일의 과중함도 있겠지만, 천성적인 체질이 해당 부위의 스트레스나 과부하를 견딜 수 있느냐 없느냐 하는 것 때문이다.

우리가 살아가면서 통상적으로 알고 있고, 들어서 알고, 배워서 알고 있는 것처럼, 사람마다 제각각 강하고 약한 부위가 있다. 그러나 강한 부위를 습관적으로 사용하는 것과 약한 부위를 습관적으로 사용하는 것은 많은 차이가 있다.

그럼 습관에 의해서 우리는 어떤 신체 장부를 사용하고 있는가? 그리고 어떤 일을 반복적으로 해 왔고, 그로 인한 어려움은 어떻게 생겼으며 어떻게 극복하고 있는지, 스스로에게 물어봐야 할 것이다. 타인에 비해 약한 신체가 특정하게 있다면 그 신체 부위를 보완하는 습관, 즉 식습관부터 행동 습관에 이르기까지 잘 조절하고 있는지 스스로 생각하여 보완해야 한다.

내가 하는 일이 곧 나의 몸에서 하는 일이다. 그 일에 따라 힘겨운 상황이나 어려운 상황이 자주 발생했다면, 그 일에 대한 에너지를 쓰는 장부에 힘을 주어야 한다. 그렇지 않으면 해당 신체 부위와 연결된 장부는 나의 일, 즉 습관에 의해서 탈진되고, 이것이 반복되면 질병으로 발전하게 된다.

체질에 따라 섭취하는 음식을 구분함으로 많은 증상을 치유해 본 나로서 안타까운 것은 명확한 구분 없이 '좋다' 하면 유행처럼 먹는 건강식품들이다. 건강식품이 자기 체질에 맞으면 좋은 영향을 주겠으나, 맞지 않으면 건강에 엄청난 악영향을 줄 수 있다. 그 악영향을 습관을 통해 지속적으로 제공한다면, 중병에 이르는 것은 당연한 것이 아닌가? 잘못된 정보가 잘못된 습관을 만들고, 잘못된 습관이 질병을 만드는 악순환이 너무도 평범하게 많이 일어나서 안타까울 정도이다.

어떤 내담자와의 상담사례. 오메가3가 몸에 좋다 하여 먹어 봤는데, 오히려 소화가 안 되고 생선 냄새와 비린내가 속에서 올라와 너무도 힘들었다 한다. 그런데도 몸에 좋다 하니 억지로 먹었다는 것이다. 과연 이 방식이 맞을까? 그 사람은 체질적으로 오메가3라는 성분이 필요하지 않은 체질이었고 먹어서는 안 될 체질이었다. 그런데도 쏟아지는 정보에 기대감을 갖고 장시간 복용하여 오히려 큰 해를 입은 사례가 되었다. 그 내담자는 다름 아닌 간호사였고, 혈액암에 걸려 투병하여 완치 후 다시 재발했는데, 그 재발하는 가운데 먹지 말아야 할 체질 음식을 너무도 많이 섭취했다는 사실을 알게 되었다. 수많은 사례와 임상을 통해 겨울태생이 오메가3 남용으로 혈액암 발병이 된다는 것이 놀라울 지경이다.

아무리 지식이 많아도 그것이 옳은 지식인지 옳지 않은 지식인지 모르는 상태로 적용하면, 매우 위험한 지경에 이를 수 있다. 우리가 먹는 비타민과 건강식품이 나에게 정말 맞을까? 정말 건강에 도움이 될까? 이것은 나의 체질을 분명히 알고 확실한 기준을 알 때 비로소 도움이 된다.

우리의 습관을 통한 질병이 얼마나 무서운가? 그 습관을 바로 하지 않으면 큰 문제가 발생한다. 우리의 질환은 모든 것이 잘못된 습관에 의해서 이루어진 것이다. 나에게 맞는 건강하고 바른 습관을 찾아야 한다. 그 습관이 당신을 살리고 주변인을 살리는 지름길이 될 것이다. 그 습관을 나의 자손에게 물려주면, 그들 역시 같은 병증과 같은 상황 속에서 계속 살아야 한다. 따라서 나의 습관을 어찌해야 할지 생각해야 한다. 내가 알고 나에게 맞는 습관이, 자녀에게도 맞는다는 보장이 없다. 그러므로 자녀에게 맞는 습관을 찾아 주어야 한다. 그게 부모의 귀중한 역할이다.

자신에게 익숙하고 부모로부터 배운 음식습관만 고집하여 아이에게 제공했다가, 어릴 적부터 병치레와 고질병에 노출되는 아이들이 너무도 많다. 그 아이들은 처음 태어날 때부터 어머니의 습관에 의해서 질병이 발병하지만, 그 후에 새로 발병되는 것도 절대적이다. 부모가 아이의 선천체질을 모른다면 정말 낭패가 아닌가?

필자도 어릴 적 가난하여 못 먹고 사는 시절에 음식 때문에 어머니로부터 혼난 기억이 있다. 복날이면 어머니께서 정성을 들여 어렵사리 삼계탕을 만들어 먹이곤 했는데, 가족들이 먹을 때 나는 먹기 싫어했고, 먹으면 힘겨워했다. 심지어 먹은 다음 날은 일어나지 못할 정도로 기운이 빠지고 고생한 기억이 있다. 그때마다 '너는 이 귀한 음식도 제대로 못 먹냐'며 혼도 많이 났다. 그러나 몇 번의 심한 부작용 반응이 있고 난 후에 어머니가 "너는 삼계탕이 맞지 않나 보구나" 하시며 주지 않았.

같은 음식이라도 어떤 이에게는 보약이지만, 어떤 이에게는 독약이 될 수 있다. 부모가 지혜로워서, 어릴 적부터 음식을 체질에 맞게 잘 가려 주면 건강하고 잔병치레 없이 잘 자랄 것이다.

상담 시작 후 1개월 사이에 아이들의 건강 상태가 변하는 것을 보며 부모들이 놀란다. 어릴 적엔 빠르게 회복되고 개선이 쉽다. 그러나 나이가 들면 개선하는 데도 참으로 힘들다. 힘든 이유는 단 한 가지다. 그동안 젖어 있는 습관을 바꿔야 하기 때문이다. 중증이 되어 생명의 위협을 느끼지 않는 한, 자각하고 습관을 바꾸려 하지 않는 게 인간의 본성인지도 모른다. '세 살 버릇 여든까지 간다'는 말이 하나도 틀린 말이 아니다. 그만큼 습관이 매우 중요하다는 것이다. 부모와 함께 살던 건강했던 자녀가 결혼하여 부인이나 남편의 식습관을 따라가면서 질병이 오는 경우도 있고, 부모와 함께 살면서 잔병치레하던 자녀가 결혼하면서 부인이나 남편의 식습관을 따라 건강해지는 경우도 있다. 그래서 누구를 만나느냐도 나의 건강에 영향을 많이 주는 법이고 친구와 만나 외식을 하더라도 해당 음식취향에 따라 건강이 달라지기도 한다.

따라서 음식습관을 교정하고 새롭게 만들어 주는 것이 자녀에게 주는 최고의 유산이며 선물이다. 자신에게 안 맞고 안 좋은 식습관을 적응시켜 마치 그것을 면역력으로 착각하며, 아무거나 잘 먹는다고 생각하면 큰일이다. 완벽히 골고루 먹지 않는다면 균형을 이룰 수 없다. 현대인의 식습관은 완벽한 균형을 이루기에 어려운 환경 속에 있다.

대한민국 국민 기준 80년대 전에 태어난 40세 이상 연령의 사람들을 보면 어릴 적 먹어 본 것들에 다양한 음식이 존재하지 않았다. 상담자에게 음식 교정을 해 주면 상담자들은 "뭐 먹고 살아요, 이렇게 못 먹는 게 많으면…?" 하고 반발한다. 그러면 나는 이렇게 말하곤 한다. "그렇게 먹으며 살아왔기 때문에 병이 걸렸습니다"라고 말이다. 그리고 먹을 수 있는 것도 많은데 왜 못 먹게 된 것에 집중하느냐며 혼을 내기도 한다. 병이 나면 내가 먹던 음식을 끊고 반대로 먹으라는 속설도 있다. "우리는 어릴 적 먹을 것이 없어서 김치에 밥만 먹고 살았다"라고 이야기하며 먹는 것에 집착을 한다. 하지만 그렇게 살았어도 건강하게 아무렇지 않게 살았고, 큰 병도 없이 잘 자랐다. 요즘은 못 먹어서 걸리는 병은 없는 대신, 너무 잘 먹어 걸린 병이 많다. 그 대표적인 질병이 비만과 아토피 같은 질병이며 여기서 더 발전한 것이 희귀성, 난치성 질병들이다. 또한 특정 음식을 못 먹게 하면 이런 말도 쏟아진다. "앞으로 '마늘' 드시면 안 됩니다"라고 하면, "마늘은 모든 음식에 들어가는데 어떻게 안 먹고 살아요?"라고 한다. 그럼 반대로 물어본다. "마늘 안 먹으면 죽나요?"라고 말이다. 이런 질문에 대답을 하지 못한다. "죽는 건 아니지만…" 하면서 말꼬리를 흐리는 사람들이 대부분이다.

그렇다. 마늘을 먹고 안 먹고는 습관이지, 절대적인 것이 아니다. 세계적으로 마늘 안 먹고 사는 사람들도 존재하고, 마늘이 뭔지도 몰랐던 시대도 있었다. 그런데 특정한 양념이나 식물 또는 식재료가 절대적인 것처럼, 안 먹으면 안 되는 필수 식품이 된 것이다. 꼭 마늘뿐이겠는가? 모든 음식이나 재료들이 그렇다.

그런데 내담자들은 체질분석과 상담을 통해 금지시킨 음식에 대해 아쉬워하며 반발하기 일쑤이다. 다시 말한다. "그 음식을 즐겨 드셔서 병이 생긴 겁니다. 그리고 그 음식을 안 드셨으면 저를 만나러 와서 체질상담할 일도 없으시고요."

그렇다. 병증에는 다 이유가 있다. 내가 먹지 말아야 할 음식을 즐겨 먹은 탓에 병이 든 것이다. 그래서 정신적으로 병증이 나타나기도 한다. 나아가서는 사회 관계적으로도 병증이 나타난다. 그러나 인식조차 하지 못한 채 그저 그러려니 하고 살아가는 사람들이 너무도 많다. 참으로 안타까운 현실이다.

　질병을 앓고 있어 상담하고 음식 구분을 받고 간 후 2주 안에 병세나 증상이 좋아지지 않은 사람은 단 한 사람도 없었다. 단 두 부류만 빼고 모두 좋아진다. 그 두 부류의 사람은 어떤 사람일까?

　첫 번째는 음식 구분을 제대로 안 한 사람이다. 자신의 기존 습관을 바꾸지 못하고, 기존 습관에 젖어 변경을 하지 못한 것이다. 보통은 성격적으로도 자기 기준이 강하거나 고집이 센 경우에 종종 발생한다. 답답한 노릇이다. 의지가 약한 사람들은 주변인과 같이하는 것이 좋을 것이다. 금식원에 들어가서 굶어 가며 하는 것처럼 미련한 것은 없다. 진정한 '금식'이란 무조건 음식을 끊는 것이 아니라, 내 몸에 맞게 가려 먹는 것이다. 이 말을 이해하는 사람은 이미 상당한 수준이다. 음식을 가려 먹는 것을 넘어, 보는 것도 가려서 보고, 듣는 것도 가려서 듣는다면 금상첨화다.

　두 번째는 생년월일시가 맞지 않는 사람이다. 거의 드문 경우이긴 하다. 직접 찾아온 사람들은 상담을 통해서 성격이나 기질을 알아내기 때문에 오류를 잡아 낼 수 있지만, 타인의 생년월일시를 갖고 와서 체질 식단표만 받아 가는 사례에서는 이런 일이 종종 나타난다. 실제 태어난 생일과 주민등록상의 생일을 구분 못 하는 사람들도 종종 있기에, 중증 병증이 있는 경우는 직접 방문하여 문진 상담 후에 체질 식단표를 받아 가도록 한다.

　우리의 모습 속에 나타나는 습관은 반복하는 행위이다. 어떤 반복하는 행위가 나에게 유익한지 잘 생각해 봐야 한다. 지나친 과음, 폭음을 하고 난 다음 날이면 머리가 아프고 배가 아프고 온몸이 아파서 이렇게 말하는 사람이 있을 것이다.

"이놈의 술 다시는 먹나 봐라."

그러면서 자신에게 다시는 안 먹겠다고 약속한다. 그러나 하루도 안 지나 또는 1주일도 못 참고 다시 술을 먹는 게 인간의 의지가 나약한 모습이다. 이런 나약한 모습조차 자신이 섭취하는 음식 때문이라는 것을 알아야 한다. 의지와 인내력도 섭취하는 음식 에너지에 의해 만들어지기 때문이다. 그런 모습으로 지내다 보니 좀처럼 습관을 변경하기란 쉽지 않다. 때론 잘 지켜 오다가도 어떤 계기로 인해 체질식을 포기하기도 하고, 그 때문에 엄청나게 고생도 한다. 그 고생을 반복하고 후회하면서 고쳐 나간다. 그게 인간이다. 앞으로도 나는 같은 말을 반복할 것이다.

"이 세상에 모든 질병이 사라질 때까지 자신의 선천체질에 맞는 올바르고 건강한 식습관, 생활습관을 만듭시다."

이렇게 외칠 것이다. 병으로 인해 고통받고 불행한 사람들이 없어질 때까지 말이다.

006 ▶ 행동을 관찰하면 병이 보인다

행동에 병증이 보인다고 말하면 의아하게 생각하는 분들이 많을 것이다. 하지만 행동은 말 그대로 내 몸에서 나오는 신호이다. 쉽게 급한 행동과 느린 행동을 구분하여 이야기를 해 보자.

성격이 급하고 급한 행동을 하는 사람들은 그 급한 에너지로 인해 얻게 되는 병증이 있고, 성격이 느린 행동을 하는 사람들은 그 느린 에너지로 인해 얻게 되는 병증이 있다. 급한 행동을 하면 에너지는 소모적이다. 그래서 모든 장부가 과열되어 잦은 염증에 시달린다. 느린 행동을 하면 에너지는 정체된다. 그래서 모든 장부가 정체되고 냉각되어, 작게는 결림 현상이나 담석 증상이 나타난다. 내가 급하게 행동하는지, 아니면 느리게 행동하는지 한번 살펴보면, 그에 따른 증상이 일치하는 것을 알 수 있다.

이렇듯 해당 병증은 자신의 기질과 체질에 의해 나타난다. 그러나 그 체질을 모르니 조절이 안 되는 것이다.

잦은 화를 내면 장부가 상한다. 화내는 것은 마치 가전제품에 일정한 전압을 흘려보내야 하는데 과전압을 주는 것과 같으며, 과전압이 자주 흐르면 반드시 고장 난다. 우리 신체도 그렇다. 과전압을 주는 행위인 화를 내거나 지나치게 빠른 행동이 몸을 상하게 한다. 반대로 저전압을 주어 기능을 제대로 못 하게 하는 경우도 있다. 이런 경우에도 문제가 생긴다. 엄밀히 말하면 저전압은 표면적으로 즉시 나타나지 않을 뿐 더 위험할 수 있다. 저전압을 주는 행위인 '움직이지 않고 가만히 있으며 생각만 하는 행동'이 정신질환을 유발하는 것이다. 내가 정신적인 문제가 있다면, 신체 중에 정체된 장부가 많다고 봐도 과언이 아니다.

반대로 표면적 통증이 많은 경우는 특정 장부를 지나치게 사용한 결과라고 보는 게 바람직하다. 우리 몸에서 나오는 행동 하나하나가 나의 몸 상태를 말하는 것처럼, 언어도 마찬가지다. 그렇게 많은 언어와 행위로 우리는 이미 갖고 있는 병증과 상태를 말해 주고 있던 것이다. 그러나 살피거나 확인하거나 알아보려 하지 않고 관심조차 두지 않는다. 그저 세상에서 성공하고 물질을 많이 소유하는 데 눈과 마음이 온통 집중되어, 정작 그 성공과 물질의 주체인 몸은 살피지 않는 아주 아이러니한 상황이 벌어지는 것이다.

'살 만하니 병이 난다'는 말이 있듯이, 정작 살펴야 하는 몸 관리는 제대로 하지 않고, 언제든지 다시 소유하고 다시 만들 수 있는 물질 확보에만 집착하는 것이다. 교통사고가 나면 차보다 사람을 우선 조치해야 한다. 사람은 다치거나 죽으면 돌이키기 어렵지만, 차는 얼마든지 다시 고치거나 살 수 있다. 그와 마찬가지 원리다. 우리는 지금 무엇에 집중하고 있는지 생각해 봐야 한다. 물질 만능주의가 만들어 놓은 심각한 오류이다.

내가 반드시 해야 할 일 중의 한 가지이기도 한 것, 그것은 사람 중심으로 사람 사는 세상을 넘어 사람 살리는 세상으로 바꾸어 나가는 것이다. 내가 바꾸지 않으면 후대에는 더욱 바꾸기 어려워진다. 수신제가치국평천하(修身齊家治國平天下)는 선조가 주신 큰 깨달음이다.

위와 같은 것을 인식했을 때 행동으로 옮겨서 건강한 육체, 나아가 건강한 삶이 되도록 해야 한다. 또한 건강한 사회가 되고 나의 자녀에게, 후손에게 건강한 인식을 물려줘야 한다.

> "건강하고 정확한 감각에서 얻어진 바른 인식(認識)은 진리(眞理)의 질서(秩序)이며 온전한 마음에서 나오는 관념(觀念)이며 이치(理致)다. 그 속에서 참과 거짓을 구분하는 것은 생각(生角)과 논리(論理)다. 인식(認識)이 무질서(無秩序)에서 질서(秩序)로 바뀔 때 나의 언어(言語)와 습관(習慣)과 행동(行動)이 바뀌고 완전(完全)해질 것이다."

육체의 질서가 바탕이 되지 않으면 우리의 행동은 완전해질 수 없다. **행동이 바른 사람은 육체의 질서가 바르고, 그로 인해 감각이 정확하며, 그 감각의 정확함이 마음의 온전함을 돕는 것이다. 마음이 온전한 사람은 말과 행동과 습관이 바를 수밖에 없다.**

나의 근원과 본질을 아는 것만큼 중요한 것은 없다. 나를 찾아 떠나는 여행이 인생이자 삶이다. 빨리 발견하고 찾는 자가 나만의 보석을 발견하고 잘 사용하며, 더 큰 행복을 오래오래 누릴 것이다. 그 행복이 바로 건강이다.

건강하면 모든 것을 잃어도 다시 회복할 수 있는 기회를 갖게 된다. 하지만 건강을 잃으면 근원과 본질을 잃어버리기에 다른 어떤 것도 소유할 수 없다. 아무리 좋은 것을 소유해도 나 자신이 완전하지 않으면 언제든 잃어버릴 수 있는 가능성을 갖고 있으며, 그것이 인간의 불안감을 키우기 때문에 다른 것으로 채우려 쓸데없고 가치 없는 것에 욕망을 드러내는 것이다. 남의 행동을 탓하고 지적하기보다, 먼저 나의 행동을 늘 점검하고 바르게 해야 한다. '남의 눈의 티는 보아도 내 눈의 들보는 못 본다'는 말이 있듯이, 나를 먼저 보는 것이 쉽지 않은 일이기 때문이다.

행동은 인간의 내면에서 나오는 신호이다. 그 행동 신호를 서로 읽지도 알지도 못하면 얼마나 힘겹겠는가? 정말로 답답하고 하는 행동마다 마음에 들지 않을 것이다. '주는 것 없이 밉고, 받는 것 없이 얄미운' 이상한 심리 상태로 왜곡시켜 버리는 것이다.

반대로 행동신호를 잘 알고 읽고 느낀다면 '척!' 하면 '착!' 하고 손발이 맞는다는 표현을 하게 된다. 눈빛만 봐도 알 수 있는 소통의 상태를 이루는 것이다.

우리의 행동에 눈을 열어 바라보고 정확한 감각, 즉 건강한 육체를 통해 얻어지는 정확한 정보를 읽는 연습이 필요하다. 이를 통해 인간과 인간 사이에 질서가 이루어질 때 소통의 행복을 알 수 있게 된다. 우리 모두의 아름다운 소통을 기대하고 소망한다.

007 ▶ 행동에 의한 결과는 외부 영향에 의해 좌우된다

좋은 결과를 내도 평가를 잘못하여 가치를 하락시키는 경우가 있듯이, 나쁜 결과라 해도 평가를 정확하게 하여 결과에 대한 가치를 높이는 경우도 있다. 그 가치를 만들어 내는 것은 주변인에 의해서이다. 그만큼 모든 행동에 대한 영향을 주는 것은 주변인이라는 것이다.

아무리 잘못된 행동을 하더라도 주변인이 잘못되었다고 이야기해 주지 않으면, 잘못된 행동으로 인식하지 못하고 잘못된 행동을 반복하게 된다. 또한 잘된 행동임에도 타인에게 지적을 받게 되면 주눅이 들며 의욕을 저하시켜, 좋은 행동을 이후에는 하지 못하게 된다. '신상필벌(信賞必罰)'이란 말이 있지 않은가. 잘한 일엔 상을 주고 잘못한 일에 반드시 벌을 준다는 말이다. 그렇다면 우리는 어떠한 행동에 어떤 영향을 주는 것이 바른 것인가?

발전을 위한 도전이나 충분한 준비 후에 진행했던 일에 대해 만족스러운 결과가 나오지 않더라도, 다음에 잘할 수 있다는 격려[3]를 해 주는

---

3) 격려(激勵)
　　마음이나 기운을 북돋우어 힘쓰도록 함.

것과 반대로 비판[4]을 하는 것에는 많은 차이가 있다.

그럼 격려와 비판의 기준은 무엇인가? 격려는 그다음 기회를 주는 발언이지만, 비판은 기회를 박탈할 수 있는 발언이다. 격려는 용기와 의욕이 솟아나도록 북돋아 주는 것이지만, 비판은 사물이나 모든 일에 옳고 그름을 판단하여 지적하는 것이다. 격려는 옳고 그름의 문제가 아니라, 하느냐 안 하느냐 중에 할 수 있도록 하는 실행에 대한 독려(督勵)다. 하지만 비판은 시시비비(是是非非)를 따지고, 왜 해야 하는지부터 시작하여 겁을 주고 좌절시켜 도전과 실행에 제한을 한다.

그렇다면 나는 어떤 영향을 주는 사람인가? 사람마다 준비성이 다르고 경험이 다르기에 무모한 도전을 하는 사람도 있다. 이런 경우엔 좋은 정보를 주고 가이딩(Guiding)을 하여 오류를 줄여 주는 것이 바람직하며, **경험이 충분하고 준비된 사람의 실행을 방해하는 비판은 마땅하지 않다.**

물론 사회적·도덕적·윤리적으로 문제가 있는 실행에 대해서는 적절한 비판을 해야 마땅하지만, 해당 사유가 없는 실행에 대해서는 비판보다는 격려와 조언을 하는 것이 좋다.

격려의 말에 무조건 귀 기울여서, 자신의 오류를 잊고 재도전할 때 같은 실수를 반복하지 않는 것이 필요하다. 운동선수들도 수많은 연습 가운데 실패를 반복하며 성공으로 향하는 확률을 높여 간다. 그처럼 실패할 때 실패의 원인을 찾아 주고, 성공할 수 있는 방법을 제시하고 가르쳐 주며 조언하는 것이 바람직하다.

세계적인 축구 감독인 영국 프리미어리그 맨체스터 유나이티드의 퍼

---

4) 비:판(批判)
　① 비평하고 판단함. ② 잘잘못을 들어 따짐.

거스 감독은 이런 말을 했다. "프리미어리그 선수들은 기술도 뛰어나고 능력도 좋은 훌륭한 선수들이 많다. 하지만 좋은 선수와 나쁜 선수를 평가하는 척도는 실수하느냐 실수하지 않느냐이다"라고 했다.

그렇다. 실수를 덜 하는 것이 좋은 선수인 것처럼, 인생도 마찬가지다. 실수를 덜 하는 것이 좋은 인생이 된다. 그렇다면 실수를 덜 하도록 확실한 조언을 하는 사람이 진정한 감독이자 코치인 것이다. 일반적인 학습이 중요한 것이 아니라, 그 학습을 통해 얻어진 기술을 이용하여 실수하지 않고 사용하도록 안내하는 것이 진정한 가르침이란 것이다.

이렇게 좋은 영향을 주는 가장 좋은 척도는 무엇일까? 바로 객관적 잣대에서 명확한 기준에 근거한 조언이다. 대상자의 선천체질을 알고, 심리, 재능과 적성, 그리고 합당한 진로를 찾아 주고, 가이드하고, 체질적으로는 신체에 컨디션을 최상으로 유지하도록 해 주는 것이 최고로 좋은 영향력이 되는 것이다. 이것이야말로 인생의 결과를 좌우하는 중요한 요소이며, 인생에 있어서 큰 전환점이 될 수 있다.

나이가 적거나 많거나 할 것 없이, 언제나 우리는 인생에 조언이 필요하고 나침반과 같은 방향 제시가 필요할 때가 많다. 명확한 방향 제시는 내가 중심이 된다. 내가 기준이므로, 나 자신이라는 기준이 불명확하면 기준도 불명확하고 방향도 불명확하게 된다. 확실한 기준을 얻고자 한다면 나 자신부터 알아야 한다. 명확하게 알수록 명확한 답이 나온다.

남을 파악하고 비판하여 좌절시키는 사람이 아니라, 나를 알고 나부터 명확한 모범 사례로 만드는 인생이 되어야 한다. 나 자신이 성공적인 인생이 아닌데, 누구를 평가하고 조언하겠는가? 평가와 조언에는 그만큼의 경험과 지식이 필요하다. 그러나 우리는 내가 모르면 남들도 다 모른다고 생각하고, 내가 알면 나만 안다고 생각하는 못된 성품의 소유자들이다. 그런 마음으로 사람의 마음을 어떻게 온전함으로 이끌어 줄 수 있겠는가?

다른 사람의 인생의 결과를 좋은 결과로 이끌어 주려면, 비판보다는 격려와 조언을 하는 것이 좋다. 그리고 새로운 도전에 대해 자신의 실패를 말하지 말고 오히려 격려함으로 타인의 성공을 빌어 주는 것이 바람직하다. 내가 실패했기 때문에 너도 반드시 실패할 것이니, 처음부터 시작조차 하지 말라는 말처럼 궤변[5]은 없을 것이다.

필자도 4대째 기독교 집안에서 자라서 역학을 배우는 것에 대해 가족과 주변인의 비판을 수없이 받았다. 하지만 내 마음과 생각과 지식의 옳고 바른 것에 대한 확고한 믿음이 지금의 나를 만들었다. 그리고 바른 지식을 추구하는 마음으로 지금까지 역학을 인체와 심리에 대입하여 증명해 왔으며, 그 증명이 확고해져 많은 이들의 아픔과 고통, 그리고 육체의 질병과 인간관계의 어려움을 해결하는 일을 하게 되었다. 그리고 수많은 제자들이 대부분 그 혜택을 입고 난 후에 배우고자 모여들기 시작했다.

나조차 어찌 보면 제한된 지식을 연구하고 배우고 실천했는지 모른다. 하지만 주변인의 격려는 매우 드물었다. 이해하고 격려를 받은 자는 이루어 내고 성공한 사람과 함께 그 기쁨을 나눌 것이지만, 반대하고 비판하며 방해한 자들은 부끄러움을 당하게 될 것이다.

이런 점에서 주변인의 경험 없고 지식 없는 말, 무심코 지나가는 말, 증명되지 않은 정보 등에 귀 기울여 좌절하지 않아야 한다. 실패와 좌절은 누구에게나 찾아올 수 있다. 하지만 가장 중요한 것은 주체인 나 자

---

5) 궤:변 (詭辯)
   ① 이치에 맞지 않는 구변(口辯).
   ② 상대방의 사고(思考)를 혼란시키거나 판단을 흐리게 하여 거짓을 참인 것처럼 꾸며 대는 논법.

신이다. 그 주체를 잃어버리면 이미 모든 것을 잃은 것이다. 나의 인생은 나의 것이다. 그 누구도 대신해 줄 수 없다.

그러나 나의 인생에 대해 많은 사람들이 많은 말로 평가하려 한다. 그 평가는 중요하지 않다. 절대적인 평가는 나의 평가이다. 내가 나 스스로에게 위로가 될 정도로 열심히 최선을 다했는지 먼저 생각해야 한다. 최선을 다한 자는 실패해도 실패한 것이 아니다. 최선을 다한 자는 최선의 노력 속에서 귀중한 경험의 지식을 습득한 것이다.

많은 실패 가운데 성공했던 위대한 인물들은 어쩌면 보통 사람들이었다. 그 보통 사람들이 위대한 사람이 되는 것은 나 자신에게 스스로 어떻게 영향을 줬느냐에 달려 있다. 그 위대함은 포기하지 않고 끝까지 모든 것을 해 봤다는 것에서 나왔다. 당연히 포기해야 하는 것은 앞서 말한 대로 사회적으로, 도덕적으로, 윤리적으로 문제가 있는 행위에 대해서다. 그 외에 도전하는 모든 일은 포기하면 안 된다. 특히 나에게 맞지 않는 일을 제외한, 나의 재능과 적성에 부합한 일은 절대로 포기하지 말고 끝까지 이루어야 한다.

우리의 인생은 짧다. 그리고 시간은 계속 흘러간다. 돈으로도, 능력으로도, 힘으로도 어찌할 수 없는 것이 시간, 즉 세월이다. 세월을 아껴 태어날 때부터 나에게 주어진 고유한 재능과 적성대로 노력한다면, 실로 엄청난 일을 하는 위대한 사람이 될 수 있다. 이러한 삶의 성공은 우연히, 그리고 쉽게 얻어진 것이 아니기에 세상 풍파에 빼앗기거나 잃어버릴 염려도 없다.

나는 재능·적성·진로 상담을 하며 늘 말한다. "자신에게 맞는 재능·적성대로 살면 최소한 망하진 않습니다"라고 말이다. 나에게 맞는 일을 하면 절대 망하지 않는다. 바른 판단력이 부족하여 잠시 정체되거나 휴식은 될 수 있어도, 망하진 않는다. 수많은 사람들을 만나 임상을 통해 얻어 낸 결과이다. 자신에게 맞는 일을 하며 자신에게 맞는 음식을 먹으며 살아온 사람들은 육체적으로 질병도 없고 건강하며, 정신적으로도 아주 건전하다. 또한 사회적으로도 안정된 삶을 산다. 그러나 이것이 자신과 맞지 않는 사람들은 참으로 안타까운 삶을 살게 된다.

상담을 할 때마다 엄청난 에너지와 재능을 갖고 태어난 사람들을 만나게 된다. 그 사람이 그 에너지에 합당한 삶을 살고 있다면 참으로 기쁜 일이지만, 그와 반대로 전혀 맞지 않는 삶을 살아가는 사람을 보면 애환과 설움과 고통이 많다. "나의 인생은 왜 이럴까?"라는 질문을 던졌다면, 생각해 봐야 한다. 나의 욕심에 나의 현실은 보지 못하고 세상에 보이는 유행과 현혹에, 또는 주변인의 독려에, 내가 진정으로 좋아하고 하고 싶어 하는 것을 못 하고 살아오지는 않았는지 말이다.

필자 또한 20대까지 그렇게 살아오다 큰 계기를 통해 바꾸었지만, 한의학 공부부터 시작된 역학이 선천체질학으로 정리될 때까지 엄청난 시간과 노력이 필요했다. 하지만 공부를 멈추지 않고 계속 달려올 수 있었던 것은, 나중에 알았지만, 나에게 정말 잘 맞는 일이었기 때문이다. 그래서 할 수 있었고, 피곤하지도 좌절되지도 않았다. '내가 하는 일이 사람을 살리는 일이다.' 그것이 최고의 명분이고 자랑이다. 그 누구도 살리지 못한 사람들과 그 누구도 해결 못 한 고통을 해결해 주며 기쁨을 누리고 산다.

세상의 덧없는 명예와 물질에도 관심이 없다. 오로지 사람에게만 관심과 호기심이 가득하다. 특히 사람에게 필요한 그 많은 분야 중에서도, 질병과 고통을 해결하는 분야에 관심이 많다. 그것이 지금의 나를 이끌어 준 중요한 힘이다. 다시 말해 이것이 나의 재능과 적성이며, 나에게 맞는 진로였던 것이다.

① 사람 살리는 활인천명의 길로 이끌어 주신 할머니

　사람을 치유하고 살리는 진로로 이끌어 준 것은 사람이 하는 일이 아니라 하늘이 이끌어 주신 듯하다. 지성이면 감천이라는 말처럼, 나에게는 늘 간절함이 있었다. 어릴 적부터 삽교 감리교회 故 안제철 전도사님의 손자로서, 할머니의 행적에 대한 관심과 동경이 많던 나는 초년엔 목사의 길을 걸을까도 생각했었다. 하지만 할머니의 기도는 그것이 아니었다. 할머니가 주신 기도의 응답은 하나님으로부터 복을 허락받았을 뿐 목사의 길은 아니라고 하셨다. 나는 어린 마음에 훌륭하신 할머니의 말씀을 전적으로 믿고 의지했다. 할머니의 행적 중에 사람의 병을 고치며 치유하는 신유사역의 행적이 있었다는 것은 할머니께서 돌아가신 후에 알게 되었다.

　집안이 가난하여 군 장학생으로 고등학교를 다니고 이른 나이에 부사관으로 군대에서 복무하던 시절, 할머니는 지병으로 돌아가셨다. 그것도 휴가 나오는 당일 날 아침이었다. 그날 장례를 치르던 본가 앞마당에 전혀 모르는 아주머니가 흙 마당에 쓰러져 울고 계셨다. 너무도 서럽게, 그리고 원통하리만큼 통곡을 하고 있었다. 가족도 그렇게 울지 않았는데, 누구이기에 저렇게 우실까? 궁금했다. 후에 이야기를 들어 보니, 할머니께서 기도로 자궁암을 낫게 해 주신 분이란다. 마당에 엎드려 "돌아가시기 전에 뜨거운 밥 한번 제대로 대접 못 하고 돌아가시게 했다"라며 한참을 통곡하시는 게 아닌가? 그 당시는 암에 걸리면 누구나 죽는 시절이었다. 그런데 그런 사람을 살리셨다니, 놀라움을 금치 못했다.

큰 손주라 편애한다는 형제들의 질투를 받을 정도로 사랑을 받았던 나는, 항상 자신의 무릎에 머리를 베게 하고 뉘여 재우시며 기도해 주시던 할머니를 생각하면 아직도 가슴이 먹먹해진다. 나는 할머니에게 효도란 것을 한 적도 없고, 받은 사랑을 갚을 기회도 없었기 때문이다. 그것이 지금도 나를 눈물 나게 한다. 정말 많은 사랑을 주며 큰 손자를 위해 간절히 새벽마다 기도하시던 할머니를 생각하면 한없이 눈물이 날 때가 많다.

할머니는 그런 분이셨다. 사람을 살리는 분이셨다. 그분의 뜻을 따르는 게 효도하는 길이라고 생각했던 나는 최선을 다해 사람 살리는 삶을 살고 싶었다.

할머니는 대학병원에서 진단하기에 80여 가지의 병을 앓고 있는데도 멀쩡하게 다니는 분으로 유명했다. 그런데 알고 보니 타인의 모든 질병과 고통을 자신의 몸에 거두어 받아 지니고 살아오신 것이었다. 그리고 그 모든 아픔과 질병을 돌아가시며 자신에 몸에 담아 종결한 분이셨다.

할머니의 집안은 대대로 사람 살리는 한의사 집안이었고, 할머니의 아버지인 외증조부님이 바로 故 안창중 선생이시다. 『안창중(安昶中)의 고금실험방(古今實驗方)』이라는 유명한 한의학 처방집을 집필한 분이셨다. 현재도 한의대에서 교과 과정 중에 배운다는 소식을 들었다. 할머니의 집안은 모두가 한의사여서 안산에 '백제 한의원' 원장님이 그 유지를 받들어 한의사로 대를 잇고 계시다. 이렇게 대대로 사람 살리고 질병과 아픔을 돌보는 집안의 내력이 할머니에게도, 그리고 나에게도 전해졌던 것이다.

나이 어린 시절엔 늘 희생만 하며 살다 가신 할머니에 대한 생각을 할 때마다 이해가 잘 안 되기도 했다. 왜 가족보다 타인을 위해 더 희생하며 살아가셨을까? 그리고 왜 그렇게 한평생 타인의 삶 가운데 존재하는 아품을 거두어 주는 일을 했을까? 늘 보여 주고 실천하신 그 희생의 삶이 어린 나에게 이해가 되지 않고, 그렇게 비춰지는 것은 당연한 일일지도 모른다. 사람을 살리는 자의 삶은 그런 것이다. 나의 입장이 아닌 타인의 입장에서 모든 것을 공감하며 생각하고, 아픔과 고통을 함께하며 나누며 살리는 것이다.

그렇게 씩씩하고 힘이 넘치고 영력이 뛰어났던 할머니께서 하늘나라로 가신 지 30년이 넘어 간다. 그 후 아버지 세대를 건너뛰고, 오로지 나에게 축복하고 안수하셔서 넘긴 그 치유의 에너지로 나 또한 사람 살리는 일을 대를 이어 운명적으로 이끌려 할머니와 같은 삶을 살고 있다. 마치 하늘에서 만들어 놓은 각본처럼 말이다. 절대 우연이거나 당연하다고 말할 수 없는 절대적인 힘이 나를 움직인 듯한 세월이었다.

이젠 내가 해야 할 일은 단 하나다. 활인천명(活人天命), '사람 살리는 것이 하늘의 뜻'을 이루는 것이다. 자연이신 하나님이 원하시는 뜻을 이루고자 노력하며, 평생 동안 사명을 다하고 하늘나라에 계신 할머니가 물려주신 지혜와 재능을 잘 발휘하여, 그토록 바라고 소망하셨던 모든 자의 고통과 질병을 해결해 주는 도구가 된 삶을 최선을 다해 살도록 해야 한다. 그것이 나의 소원이다.

008 ▶ 행동의 결과가 인생의 전부는 아니다

누구나 행동에 따른 결과는 반드시 있게 마련이다. 행동하지 않으면 결과도 없다. 먹지 않으면 배설하지 않는 것처럼, 원인이 없으면 결과도 없는 것이다. 그러나 그 결과에 따라 우리는 인생 전체의 평가를 하는 경우가 있다.

우리나라는 세계 어떤 나라보다 높은 자살률 1위라는 오명을 갖고 있다. 왜 그렇게 되었을까? 500년 조선왕조에 빛나는 홍익철학(弘益哲學)이 가장 발달하고 정신세계의 질서를 추구하던 나라가 어찌하여 물질만능주의와 성공우선주의가 팽배하며, 자신만을 위한 이기적인 세상으로 변했을까? 모든 인생의 중심을 정신세계가 아닌 물질에, 그리고 외부적으로 보이는 것에 초점이 집중된 결과일까? 왜 오직 나만을 위해 많은 물질의 소유를 경쟁적으로 해 왔을까?

그 옛날 서양에서도 산업혁명으로 물질이 풍요로워지자 정신계가 피폐해져, 사람들이 혼탁하고 혼란한 정신 가운데에 놓였고, 그 결과 심리학이 발달했다. 더 거슬러 올라가면, 그리스 로마시대에 풍요로움이 극에 달하자 타락과 더불어 정신적인 문제가 많이 일어났고, 그 결과 인간의 내면을 연구하고 새로운 가치를 추구하는 철학[6]이 발전했다. 그처럼 현시대도 그러한 사회적 위기를 맞이하고 있는 것이다. 최근에 인문학에 대한 관심도가 높아지고 직장인들의 자기 계발에 인문학이 매우 중요한 분야로 다시금 조명되는 이유가 무엇인지 생각해 보면, 일맥상통(一脈相通)하는 공통점이 있을 것이다.

그렇다. 현대인들이 직장을 다니며 개인 스펙(Spec) 쌓기에 열 올리는 것이 유행인 것처럼, 그동안 자기계발(自己啓發)에 집중되어 있었다. 20~30대 대학 재학 과정 중에 있는 학생들의 기본은 해외유학, 언어연

---

6) 철학(哲學)
   ① 인간과 세계에 대한 궁극의 근본 원리를 추구하는 학문.
   ② 자기 자신의 경험 등에서 얻은 기본적인 생각.

수, 해외봉사 과정이다. 마치 그 과정을 하지 않으면 사회에서 뒤떨어지는 낙오된 계층이 된다는 강박관념[7]이 많다. 그리고 집안이 부유하지 못해 유학을 못 가면 단기 어학연수라도 다녀와야 마음이 편하다고 한다. 그러지 않으면 불안해하고, 취업이 어려운 현실 속에서 더욱 취업문이 좁아진다고 생각한다. 그토록 열심히 쌓은 스펙을 어디에 써먹을지도 모르면서 무조건 매달리는 현상은 심히 안타까운 일이다.

그러나 이제 스펙의 시대는 저물어 가고 있다. 이 사회가 원하는 인재상은 필요한 곳에 필요한 재능이 뛰어난, 개인적 능력을 갖추고 있는 사람들을 원한다. 하지만 함께 일하는 사회 조직에서 능력을 갖춘 자들이 자기 목소리를 강하게 내고 융합되지 않으면 효율이 떨어지고 생산성이 급격히 저하된다는 것을 경험하면서, 최근에는 필요한 재능과 함께 인성(人性)과 성품(性品)을 더욱 중요시하고 있는 추세다.

그래서 인문학에 대해 새롭게 조명되고 기본 소양을 쌓는 것이 중요해졌다. 많은 사람들이 자기 인성과 내면을 새롭게 하려 노력하는 사회가 되고 있는 것은 무척이나 다행스러운 일이다. 왜? 누가 이런 험악한 사회로 만든 것이 아니다. 우리 스스로가 결과 중심적이고, 소유에 대한 평가가 절대적인 가치로 자리 잡게 만든 것이다.

우리는 종종 유명한 회사가 한순간에 몰락하는 것을 보게 된다. 그 회사들이나 개인을 통해서 우리는 신념, 즉 철학이 없는 조직체와 개인은 위기를 극복하지 못하고, 새로운 창조(創造)와 혁신(革新)을 하지 못하며, 생명체처럼 자가발전을 하지 못하고 죽은 듯이 그저 그렇게 시간을 소모하고 있다는 사실을 알게 된다.

---

7) 강:박 관념(強迫觀念)
　의식 속에 떠오른 어떤 관념을 아무리 해도 없앨 수 없는 정신 상태.

우리는 왜 결과에 집착하는가? 과정의 도덕성이나 과정의 완성도는 중요하지 않고, 왜 오로지 결과 중심적으로 변했을까? 그 결과 우리는 성과가 나오지 않으면 재도전을 포기해 버린다. 새로운 방법이나 새로운 생각으로 전환하려 하지 않는다.

아무리 좋은 계획이라도 상황에 따라 바뀌거나 여러 가지 생각 못 한 난관에 부딪치기 마련이다. 그때마다 우리는 그 난관(難關)과 난제(難題)를 극복하기보다 피하려 하거나 포기하는 데 익숙하다. 과정을 중요하게 여기지 않고, 결과가 전부라는 생각으로 똘똘 뭉쳐 있다.

특히 1등이 아니면 안 된다는 생각이 많다. 하지만 이 세상에 1등만 존재할 순 없다. 2등을 비롯한 하위등수가 없이 1등만 존재한다면, 1등의 가치는 없다. 1등보다 더 많은 등수들이 존재해야만 1등이 빛나는 것처럼, 도전의 과정을 겪고 있는 자들을 격려하여 최정상에 이르도록 응원해야 한다. 나는 1등이 될 수 없으니 미리 포기해 버리겠다는 낙오자들을 양산하는 것이 아니라, 도전 그 자체의 가치를 만들어 주는 세상이 되어야 한다. 결과는 과정 중의 하나일 뿐이다. 과정이 튼실하고 정확하면, 많은 결과를 만들어 낼 수 있다. 의외의 행운과 같은 결과도 있고, 나쁜 결과도 있고, 좋은 결과도 있으며, 전혀 다른 방향의 결과도 생겨난다. 하지만 결과를 만들어 내려면 실행해야 한다. 많은 도전 속에서 과정을 충실히 밟고 있는 상태라면, 많은 결과들을 기대할 수 있다.

선천체질(先天體質)을 바탕으로 하는 심리상담학(心理相談學)을 오랜 기간 연구하여 명리진단(命理診斷)에 의한 선천체질학(先天體質學)을 완성하면서 수많은 일들이 있었다. 중간에 포기할 수밖에 없는 결과들의 속출, 풀리지 않는 학문적 문제, 병증과 질병들에 대한 검증과 치료 임상들의 풀리지 않는 수많은 오류를 끊임없이 그저 지나가는 반복된 과정으로 인식하고 참고 인내하며 지나왔다. 그랬기에 학문의 체계가 잡히고 지금 현대에 존재하는 많은 질병을 예방 또는 치유하는 학문으로 발전할 수 있었던 것이다.

누구에게나 결과에 대한 두려움은 있다. 옛 속담에 '구더기 무서워서 장 못 담그겠느냐'라는 말이 있다. 그만큼 좋지 않은 결과에 매여 있는 심리를 말해 주는 좋은 속담이다. 언제나 실패 또는 좋지 못한 결과는 존재할 수 있다. 그만큼 재도전의 기회도 있고 견고하게 완성이 된다.

그러나 실패에 대한 두려움이 과도(過度)하고, 실패한 자에 대한 사회적 지탄(指彈)이 지나치면, 마녀사냥처럼 손가락질을 넘어 지나치다 못해 죽음으로 몰아가는 풍조가 심각하다.

수년 전 탤런트 최진실 씨가 인터넷상의 악성(惡性)댓글에 낙심과 분노와 패배의 심리를 이기지 못하고 자살을 선택하는 일도 있었다. 사회적으로 성공하고 물질적이나 명예 면에서 많은 것을 소유해도, 특정한 분야의 실패에 대한 평가에 모든 것을 포기해 버리는 사회적 풍조가 너무도 심각하게 물들어 있다. 그 풍조는 어른 세대를 넘어 아이들에게까지 이르렀다. 그러다 보니 학교에서 성적이 떨어지면 삶을 포기하고 자살해 버리는 일들이 종종 일어나는 것이다. 그것도 공부 잘하고 1, 2등 하는 똑똑하고 머리 좋다는 아이들에게서 일어난다는 것이 더욱 안타깝다. 무엇이 그들을 그렇게 몰아간 것일까? 앞서 말한 대로 행동에 대한 결과로 모든 것을 평가해 버리는 사회 풍조가 그 원인이다.

① 악(惡)이란 무엇인가?

마음(心)이 죽어 문(門)이 없는

무덤이나 감옥 속에 있는 상태를 말한다.
스스로 갇혀 있는 상태가 악한 것이다.

소통이 전혀 되지 않고
말이 통하지 않는 것 자체가 악이다.
근거와 증거가 없는 주장도 악이다.
통하지 않는 것이 악인 것이다.

자기 생각에 머무르면 악인이 된다.
선(善)은 타인의 말에
귀를 기울여 주는 것이다.
악은 일방적 주장(主張)이라면
선은 상대적 토론(討論)이다.

공감하고 소통하는 것이 선이다.
선과 악은 자신의 결정이자
선택에 의해 이루어진다.

무엇을 이룰 것인가?
합력하여 선을 이룬다는 성경말씀처럼
합력이란 공감과 소통의 전제 없이
선은 없는 것이다.

실패는 성공의 어머니라 했던가? 우리는 수많은 실패 가운데 성공을 얻는다는 사실을 간혹 잊고 산다. 공부하면 무조건 1등을 해야 하고, 사업하면 무조건 번창해야 하고, 취업하면 승승장구로 승진을 잘 해야 하고, 결혼하면 무조건 행복해야 한다는 결과 중심적 사고방식이 만들어 낸 사회의 암울한 단면을 보여 주는 것이다. 인생 가운데 한 가지라도 자신이 실패했다고 생각하면, 모든 것을 포기해 버린다. 심지어 스스로 자살까지 이르는 무모하고 가치 없는 행동을 서슴없이 하는 것이다.

② 재능 적성에 맞아야 성공한다. 욕망은 금물

어느 날 오랜만에 만난 지인과 저녁식사를 하면서 여러 가지 이야기를 하던 중 상담 아닌 상담을 한 적이 있습니다. 그분은 좋은 부모님 슬하에서 아주 착실히 공부를 하고 20대 초년에 사법고시와 회계사 공부까지 두루두루 경험한 폭넓은 식견을 갖고 계신 분이셨다. 워낙 공부하는 것을 즐겨서 아버지의 권유로 20대에 공인중개사 자격까지 따고 지금은 50대에 접어들어 여러 가지 고민을 하며 사업을 하려고 하셨다. 수많은 일들을 하면서 성공과 실패를 반복하여서 정말 엄청난 경험을 많이 하신 분이셨다. 나와 상의하는 가운데 사업에 대한 부분과 꿈을 꾸고 계신 미래에 대한 이야기를 들었다. 그분의 재능이 무엇일까 분석하여 살펴보았다. 탁월한 학습능력으로 공부를 매일같이 그리고 지속적으로 하는 분이셨다. 분석적이고 깊게 연구하는 힘도 강하셨다. 참을성과 끈기 그리고 지속성을 갖춘 심리기반으로 안정지향적 사고를 하는 재능과 적성을 갖고 계셨다. 하지만 늘 갈망하며 노력하는 것은 자신에게 없는 선천체질에너지인 리더십과 재물에 대한 부분이었다. 참으로 안타까웠다. 부족하고 없는 리더십과 재물에 대한 갈망과 집착을 하지 말고 자신의 재능. 적성에 따른 장점을 살려 하고자 하는 일을 추진했다면 정말 큰 일을 하실 선천체질 및 심리적 에너지를 갖고 계셨던 분이시기 때문이다. 그래서 제안을 드렸다. '공인중개사로 재능이 많으시고 그 일을 잘할 수 있는 분이시니 먼저 그동안 소홀히 하던 부동산 중개업을 경험하며 3년여 간 하시면 충분한 재력을 확보하게 되실 테니 그 재력으로 하시고자 하는 꿈을 실행해 보세요…'라고 말이다. 자신에 대해 정확히 진단하고 설명하는 내용을 다 듣고 충격을 받으며 무릎을 치는 것이 아닌가? '왜 자신이 그것을 깨닫지도, 생각하지도 못했을까?', '왜 그동안 시간을 낭비하고 허비했을까?' 하며 놀라셨다.

 이에 '그 실패와 좌절의 시간 속에 배우신 수많은 경험이 부동산 중개업에 더 큰 도움이 되실 거라고 말씀드리며 다른 일을 하는 것보다 일단 재능을 충분히 갖추고 계시니 3~4배의 효율성을 발휘하는 분야에서 자리를 잡으시고 나머지 하시고자 하는 일은 옵션으로 나중에 진행하시면 안정적이고 꾸준하게 추진하실 수 있다'고 제안을 했다. 그분은 마음 깊이 공감을 하시며, 단순히 저를 만나러 온 것이 아니라 하늘의 뜻이 계신 듯하다고 하며 흡족한 마음으로 돌아가셨다. 지인과의 만남 가운데 나 또한 깊은 마음의 감동을 느끼게 되었다. 나 자신 또한 주어진 재능을 발휘하지 않고 여러 가지 환경의 압박에 휘둘리며 진정으로 바라고 원하고 즐거워하는 일을 한 것이 아니라, 책임감과 압박에 쫓기듯 엉뚱한 일에 매달려 많은 시간을 보냈기 때문이다. 나의 재능은 공부하여 교육하고 상담하는 일이고 선생을 해야 하는 재능을 갖고 있는데 직업으로 선택하지 못하고 늘 사업가라는 없는 재능에 집착하며 먼저 선행될 것보다 그 후에 원하는 것을 욕망으로 갈망했다는 것이다. 본인이 가지고 있는 재능으로 충분히 성공을 하고 자리를 잡은 후에 자신이 갈망하는 것을 시기 적절히 진행하면 더한 것을 할 수 있는데 말이다. 누구나 특별한 재능을 한 가지 또는 다재다능(多才多能)한 재능을 가지고 태어난다. 조금씩 다양한 재능을 갖고 태어나거나, 한 가지를 모든 사람보다 상대적으로 강하게 가지고 태어나거나, 강한 재능은 없어도 다양한 재능을 두루두루 갖고 있는 경우도 있다. 하지만 상담을 하면서 느낀 것은 대부분의 사람들은 자신의 재능을 알지 못한 채 부족한 재능에 대한 집착 또는 갈망으로 잘못된 선택을 하고 있다는 것이다. 마치 유행에 휩쓸려 자신의 멋을 버리고 어울리지 않는 멋을 부리는 것과 같다. 즉, 배고픔에 빨리 아무거나 먹어 버리고 체하거나 탈이 나는 상태를 의미한다. 아무리 배가 고프더라도 먼저 먹을 수 있는 음식인지 먹기 전에 확인하거나 음식을 구분하는 행위가 필요하다. 그러나 욕망과 갈망은 모든 상황을 무시(無視)하고 감행(敢行)하게 한다. 그래서 탈이 나게 되는 것이다. 우리는 천천히 완벽히 소화되는 삶이 되어야 한다. 급하게 그리고 빨리 진행한다 해서 성공을 보장할 수 없다. 자신의 약점에 집착하고 매달려 성공 가능성을 낮추고 실패하는 것이 아니라 자신의 장점과 재능을 살려 성공하는 삶이 되어야 한다.

  그 성공은 돈이나 명예 그리고 많은 것을 소유하는 데 있지 않다. 성공적인 삶은 건강하고 행복하며 자신에게 맞는 재능·적성에 따라 주어진 일에 행복을 느끼는 삶이다. 우리 모두의 성공적 삶과 한결같은 행복을 기원한다.

  실패는 과정일 뿐이다. 실패도 성공을 위한 하나의 과정이며, 더 나아가 숙달되고 노련하게 만드는 과정이다. 그러한 과정 속에 있는 실패를 인생의 전부인 양 몰아가는 것은 참으로 이치에 맞지 않다. 우리 스스로에게 물어보면 된다. 성공하기 전에 실패가 온다면, 내가 죽을 만큼 최선을 다했는지 말이다. 죽을 만큼 힘들게 최선을 다해 정진해 왔다면, 기필코 성공을 이루는 것이 세상의 법칙이다.

성공한 수많은 사람들의 성공은 거저, 쉽게 얻어진 것이 절대 아니다. 죽을 만큼 또는 일어서기 힘들 만큼 힘든 과정들을 극복하고 성공이란 하나의 계단을 넘었고, 또 다른 성공을 위해 또다시 뛰는 것이 그들의 공통된 모습이다. 나 자신이 그만큼 노력하지 못한다면, 내 체력과 심리의 불안정성을 의심해 봐야 한다. 팔다리에 힘이 하나도 없는데 뛰라고 해서 잘 뛰는 사람은 없다. 먼저 팔다리에 힘이 나도록 하는 순서가 필요하다. 그게 바로 과정이다. 팔다리에 힘이 없는 사람이 그저 뛰기만을 바란다면 그것은 착각이다.

나는 과연 성공적인 삶을 살 것인가? 그러기 위해서는 나 자신을 확실히 알아야 한다. 재미난 이야기를 하나 하려 한다. 오래전에 상담했던 실제 임상 사례 내용이기도 하다.

어느 날 20대 후반으로 보이는 여성이 찾아와 상담을 했다. 그 여성은 직장도 없고, 변변한 기술도 없었으며, 행색도 가꾸거나 관리한 흔적이 없는, 그저 외모가 형편없고 뚱뚱한 시골 처녀였다. 그런데 오자마자 하는 말이 가관이었다. "저는 언제 좋은 남자가 나타날까요?"라고 대뜸 물었다. 그래서 나는 "백마 탄 왕자님을 기다리시는군요?"라고 물었다. 그랬더니 기다렸다는 듯이 방긋 웃으며 "네, 맞아요"라고 했다. 내가 다시 물었다. "물어보시는 분은 공주님이세요?"

모든 사람들은 자신이 준비하고 겪어야 할 과정은 생각 안 하고 요행

(僥倖)처럼, 아니 그저 노력과 보상 없이 무엇인가 하늘에서 뚝 떨어져서 나에게 오길 바란다.

내가 다시 말했다. "왕자님을 만나려면 공주님이 되셔야죠."

그렇다. 내가 수준이 높아지고 멋있어지고 속이 꽉 찬 사람이 되면, 해당 수준에 맞는 사람들이 주변에 나타나고 머물기 마련이다. 연예인들을 자주 만나고 연예인과 친구가 되려면, 내가 연예인이 되는 게 제일 빠르다. 우리는 허망한 꿈을 마치 현실적으로 가능한 것처럼 생각한다. 허망한 꿈도 노력하는 자는 이룰 수 있다.

염치도 없는 젊은 여성은 두 번째 질문을 했다.

"그럼 좋은 직장은 언제 생길까요?"

웃을 수밖에 없었다. 좋은 직장이 생기려면 능력을 갖추면 된다. 그러나 매일같이 허송세월(虛送歲月)[8]을 보내며 놀고 있는 젊은 여성이 어찌 능력을 갖추겠는가? 외모도 자기 관리 능력이라 하는데, 전혀 관리를 안 하는 사람이 어찌 가능할 것인가? 참으로 답답하기 이루 말할 수 없었.

내가 말했다. "좋은 직장에 취업하고 싶으세요?" 그러자 기다렸다는 듯이 그녀는 "네, 대기업에 들어가고 싶어요"라고 했다. 내가 말했다. "당신이 대기업 인사 담당이라면 당신을 뽑겠나요?" 그러자 젊은 여성은 얼굴을 붉히며 머뭇거리다가, 화가 나는지 행동을 이상하게 했다. 나는 이렇게 말했다.

"내가 젊은 당신에게 가식으로 좋은 말만 하여 돌려보낸다면, 지금 상황에서 벗어날 수 있을까요? 자신에게 맞고 필요한 부분을 공부로나 자기 관리로 채워 나가면, 언젠가는 좋은 직장과 좋은 남자를 만날 겁니다."

---

8) 허송―세월(虛送歲月)
   하는 일 없이 세월만 헛되이 보냄.

그렇다. 듣기 좋은 말만 늘어놓는 상담을 해 주면, 밖에 나가서 '나는 언젠가는 좋은 남자도 좋은 직장도 생길 거'라며 떠들고 다닐 것이다. 그러면서도 정작 노력은 안 할 것이 분명했기 때문에, 젊은 여성 내담자를 위해 단호하게 쓴소리를 해서 돌려보낸 것이다. 정말로 나 자신이 무엇을 하고 있는지, 어떤 과정에 있는지조차 모르고, 또한 어떤 목표를 향해 가고 있는지도 모르는 사람들이 많다. 참으로 안타까운 현실이다.

이렇듯 사람들의 모습 가운데 자신의 모습을 보지 못하고 그저 눈에 보이는 결과에 치중한 채, 그 결과가 부합되지 않으면 세상을 원망하고, 심지어는 세상을 떠나 버리기도 한다. 그게 과연 가치 있는 삶인가? 어찌 보면 동물보다 못한 인생을 살아가는 게 아닌가 싶다. 결과에 매달리는 인생이 되지 말고 지금 이 순간의 과정 속에서 내가 어찌하고 있는지, 열정과 열심히 만족스러운 자기 관리를 하고 있는지, 그리고 내 양심에 비추어 문제가 없는지 생각해 봐야 한다.

009 ▶ 경험으로 인한 잠재의식(潛在意識)은 내 마음의 나침반이다

누구나 책상에서 공부하는 이론적인 것을 넘어, 실제적인 경험을 통해 학습하기도 한다. 그 경험들이 쌓여서 판단하는 잠재의식[9]으로 발전하게 되고, 그것이 나침반이 되어 인생의 크고 작은 선택이나 실행을 위한 의지 또는 생각 등을 만들어 내고, 자신의 의사(意思)를 말로 표현하기도

---

9) 잠재―의식(潛在意識)
　활동하고 있지만 자각되지 않는 의식. 반의식.

한다. 과연 나에게 어떤 잠재된 의식이 마음의 나침반이 되어 움직이고 있으며, 그 나침반은 어떤 길로 이끌고 있을까?

나와 타인의 가치관은 다르다. 그 가치관에 의해서 중요 여부를 판단하고, 우선순위를 부여하여 행동하고 결정한다. 나만의 그 가치관은 어떻게 잠재의식 속에서 작용하며 내 마음의 나침반이 되어 모든 삶 가운데 적용되고 있을까?

종종 사람들은 어떤 계기를 통해 가치관이 바뀌기도 한다. 나는 상담 시 대체로 질병에 걸린 사람들을 만나다 보니 이런 말을 듣는다.

"다 필요 없고, 건강만 했으면 좋겠다."

과연 그런 말을 하는 사람들은 건강이라는 가치관을 1순위로 하여 살아왔을까? 그건 아니라는 것이다. 바뀐 가치관이 건강이란 것이다. 다시 말해 건강을 1순위로 여기며 살아왔다면, 건강에 문제가 생기기가 매우 힘들다. 건강보다 무엇인가 다른 것을 제1의 가치관으로 살아왔기 때문에 건강에 문제가 생긴 것이다.

내일 당장 나에게 귀중한 것이 주어진다 해도, 또한 높은 지위의 자리에 이른다 해도, 건강하지 못하면 행하지도 누리지도 못한다. 이 사실은 누구나 익히 알고 있고 인식하고 있다고 생각하지만, 실상은 그렇지 않다. 모든 것을 세상 그 누구보다 많이 소유하고 누린다 해도, 건강을 잃으면 내 것이 아니다. 그러나 지금 세상을 보면 우선순위는 물질이고, 그 다음은 학력이나 명예이며 높은 관직이다. 건강에 대한 관심은 있으나 중요하게 여기지 않고, 그저 다른 것들을 위해 건강이라는 생명력을 희생시키거나 짓밟아 소모해 가며 살아가고 있다. 과연 우선순위에 맞는 가는 스스로에게 물어봐야 할 것이다.

그럼 내 잠재의식 속에 어떤 것이 자리 잡고 있으며, 어떤 가치관을 추구하고, 그것이 내 마음에 어떤 욕망으로 지배하고 있는가? 돈 없이 살 수 없는 세상이라 말하는 사람도 많다. 맞다. 물질 없이 살 순 없다. 하지만 건강을 뛰어넘는 가치는 아니지 않은가? 과도한 욕심을 내지 말고 적당해야 한다. 내 몸이 상할 정도로 욕심 낼 가치는 없다. 소 잃고 외양간 고쳐 봐야 소용이 없는 이치이다.

아무리 대단한 물질과 지식과 관직을 가졌다 한들 건강을 잃으면 소용이 없듯이, 나의 마음과 잠재의식 속에서 가치관이 온전치 못하면, 언제나 인생은 병들 수밖에 없다. 지금이라도 나의 가치의 1순위를 건강으로 바꾸어야 한다. 건강하면 돈도 명예도 지식도 도전하여 언제든 다시 얻을 수 있지만, 건강을 잃으면 모든 것을 잃는다. 많은 사람들이 가치관의 혼동으로 인해 궁극적으로 죽어 가는 것이다. 더욱 속도를 내어 죽음으로 달려가고 있다. 종종 그러한 모습의 사람들을 볼 때면 참으로 마음이 안타까울 때가 많다.

나 또한 한때 세상에서 말하는 성공을 위해 노력했던 적이 있다. 그러나 무능함으로 잃어버리고 질병으로 잃어버릴 때 깨달은 것은 '나 자신을 몰랐다'는 것뿐이었다. 내가 진정으로 원하는 것을 위해 살아온 게 아니라, 주변인들의 간섭이나 요구에 부응하기 위해 살았던 것이다. 그게 과연 옳고 바른 삶일까?

'때가 되면 대학 가야지, 취업해야지, 결혼해야지, 자식 낳아야지' 하며 부모나 가족과 주변인들이 순서를 정해 주고, 그대로 안 하면 이상한 사람이 되는 것이다. 때가 되어 대학 안 가는 것이 죄 짓는 것이 아닌데도 죄인이 되고, 취업 못 해도 죄인이 된 것처럼 생각한다. 얼굴을 들고 다니지도 못하고, 어깨는 좁아지고 축 늘어진다. 어딜 가나 떳떳하지 못하고 눈치 보는 게 일상이 된다. 과연 그게 옳은가? 우선순위로 봐도, 일반적 가치관의 잣대에서도 맞지 않다. 그러나 우리는 세상 물질 논리에 맞춰 살아가고 있고 종속되어 있다. 다름을 인정하지 않고, 평균이나 보통이라는 말이 마치 절대적으로 옳고 바르다고 생각한다.

나는 늘 이렇게 말한다. 어떤 것이든, 어떤 행위든, 어떤 말이든 "사회적으로, 도덕적으로, 윤리적으로, 양심적으로 문제없다면 떳떳할 필요가 있다"라고 말이다. 그러나 물질 소유 또는 지식 소유가 기준이 되면 엄청난 차이를 일으킨다. 우리 사회의 빠른 회복을 원한다면 이런 편견(偏見)에서 탈출해야 한다. 그래야만 진정한 가치관을 나의 마음에 두게 되고, 그 잠재의식 속에 주어진 나침반이 나의 인생을 잘 이끌어 줄 것이다. 잘못된 나침반을 갖고 있다면, 지금 당장 나침반의 방향을 바꾸고 새로운 잠재의식을 가져야겠다.

오래 전 상담한 사례 이야기이다. 한참 상담으로 이름이 알려지던 때에 낯선 사람으로부터 소개 전화를 받고 상담을 했다. 상담 의뢰자의 얼굴을 아직도 본 적 없다. 상담을 원하는 분은 한참 유행하던 커피전문 카페를 운영하는 사람이었다. 유행 초반부에 바리스타(Barista) 자격증을 취득하고, 좋은 자리에 카페를 창업하여 잘 운영하고 있는 사람이라고 했다. 그런데 카페를 더 이상 할 수 없어서 내어 놓고 언제 팔릴지 물어보는 것이었다. 나는 흔히 말하는 점쟁이[10]도 운명을 봐 주는 철학관(哲學館)을 운영하는 사람도 아니라 그런 것을 알려 줄 수 없다고 대답했다. 그러자 다른 사람들이 상담을 굉장히 잘하신다 하여 전화를 했다며 당황해했다. 그래서 찬찬히 내용을 들어 보고자 물었다.

---

10) 점—쟁이(占—)
　　남의 신수를 점쳐 주는 일을 업으로 삼는 사람. 매복자(賣卜者). 복자(卜者). 점술가. 주역선생.

> 첫째, 카페 장사가 잘 안 되세요?
> 둘째, 카페 운영이 재미가 없나요?
> 셋째, 어디 멀리 이사라도 가시나요?

이런 질문에 그는 아니라고 대답한다. 장사도 그런대로 잘되고, 바리스타 일이 너무 재미있다고 하며, 이사도 가지 않는단다. 그럼 무엇 때문에 내놓았느냐고 재차 물었더니, 의외의 대답을 했다.

"몸이 아파 더 이상 운영하기 힘들어서요."

그렇다. 핵심은 몸이 아파서 운영하기 힘들었기에 카페를 처분하고 쉬려 했던 것이다. 내가 다시 물었다.

"그럼 건강만 회복되면 계속 하시겠네요?"

그러자 피상담자는 이렇게 말했다.

"몸만 안 아프면 오랫동안 하고 싶어요"라고.

그래서 나는 "몸을 낫게 해 주면 문제없겠네요?"라고 했다. 그러자 내담자는 그렇다고 했다.

그렇다. 건강이 문제가 되어 카페를 내놓았으니, 카페를 처분하는 게 핵심(核心)이 아니라, 건강이 핵심이었다. 그래서 전화상으로 건강관리 방법을 천천히 그리고 자세히 알려 주었다. 그러면서 2주 후에 그래도 힘들면 전화 다시 하고, 괜찮으면 전화 안 해도 된다고 하고 상담을 마무리했다.

그 후 한 달쯤 지나서 전화가 걸려 왔다. 그래서 내심 염려되던 터라 몸이 아픈 게 개선이 안 되었나 싶어서 대뜸 "몸이 아직 아프세요?"라고 물었다. 그러자 내담자는 "아니에요" 했다. 건강이 좋아져서 계속 카페 운영을 잘하고 있다는 것이다. "그런데 왜 전화를 했나요?"라고 하자, 다른 사람에게 상담 소개를 하고자 전화 연락을 드렸다며 웃었다.

이렇게 건강 문제로 부딪히는 일들이 우리 주변에 많다. 심지어 개인 간 갈등, 가족 간 갈등도 건강 문제와 밀접하다.

선천적인 기질을 선천체질학을 통해 분석하여 온 가족을 각자의 음식 체질에 따라 체질식(體質食)으로 바꾼 후 집안 분위기가 달라진 집이 상당히 많다. 음식을 가리면서 가족을 챙겨 주다 보니 더 관심을 갖게 되고, 시간이 지날수록 몸이 좋아지니 마음도 좋아지고, 그래서 가족 간에 다툼이나 예민한 대화가 줄어들어 분위기가 좋아졌다는 것이 대부분 이구동성(異口同聲)[11]으로 하는 말이다. 건강이 최우선순위로 바뀌니 모든 것이 좋아지는 것이다.

우리의 몸과 마음이 실체이고, 물질은 부속물에 불과하다. 몸과 마음이 없다면 물질은 아무런 쓸모가 없다. 크고 작은 세상의 수많은 물질들도 인간을 위해서 존재한다. 세상에 인간이 존재하지 않으면 물질은 아무런 가치가 없다. 인간이 존재하기에 물질이 존재가치가 있는 것이다.

우리 모두가 좀 더 새로운 사고방식으로 자신의 가치관을 새롭게 하길 소망한다. 그래서 자신만의 꿈이 건전한 가치관에 따라 자신의 잠재의식에 바른 방향을 가리키는 나침반이 되어, 진정으로 소중한 것이 무엇인지, 우선순위를 어디에 둘지를 알고 살아가길 바란다. 늘 소중한 가치인 인간을 살리는 데 매일 노력하는 것이 우리의 몫이다.

---

11) 이:구―동성(異口同聲)
　　여러 사람의 말이 한결같음. 이구동음.

010 제품에 사람을 맞추지 말고, 사람에 제품을 맞춰라

한때 유명 건강식품 판매업을 하는 몇 분들을 만나서 선천체질학을 교육한 적이 있다. 그 당시 모든 건강식품 회사들의 공통점은 성분이 좋고 품질이 좋은 건강식품을 만드는 것이니, 용법 용량을 초과하여 많이 먹는 것이 몸에 해가 없고 도움을 주며 오히려 좋다는 주장을 하는 것이었다.

물론 체질에 따라서 건강식품은 좋은 영향을 줄 수도 있다. 하지만 필자의 생각은 좀 다르다. 체질에 맞지 않는 건강식품은 고농축 정제로 순도가 높아 성분이 강한 만큼, 몸에도 악영향을 주고 타격을 줄 수 있다는 점이다. 예로부터 자연 속의 동식물을 통해 약재를 만들어 온 선조들은 추출이나 정제 기술이 발달하지 않았다. 젊은 세대는 잘 모를 수도 있지만, 의학 관련 사극 드라마에 나오는 의원들이 약탕기에 약재를 비율에 맞게 넣고 좋은 물에 장시간 끓여 달인 추출물을 약으로 사용하는 모습을 재현하는 것을 봤을 것이다. 옛날 최선의 방법은 자연물에서 태생의 이치에 따라 성분을 나누고, 그에 따라 탕약(湯藥)[12]이라 하는 약물을 만들어 섭취했던 것이다.

그러나 오늘날에는 너무도 기술이 발달하여, 고도의 기계적이고 기술적인 방법으로 자연 동식물에서 고농도의 추출물을 만들어 낸다. 특히 옛날에는 정제에 어려움을 겪던 여러 가지 귀한 약재를 쉽게 정제하여

---

12) 탕:약(湯藥)
    달여서 마시는 한약. 탕제(湯劑).

만들어 내니, 참으로 대단한 시대적 변화가 아닌가 싶다. 옛날 약탕기에서 달여 추출한 탕약처럼, 지금 추출(抽出)[13]·농축(濃縮)[14]·정제[15]한 약재들도 동일한 효능, 또는 더 좋은 기능을 갖춘 것들이 많다고 볼 수 있다. 나아가 비타민(Vitamin)만 내 몸에 잘 맞게 먹으면 옛날의 탕약 이상의 효능을 발휘하기도 한다는 것이다.

그러나 우려스러운 것은 해당 정제된 비타민들이 몸에 악영향을 줄 수도 있다는 연구발표가 잇따르고 있다는 점이다. 심지어 바르지 못한 비타민제 사용은 암 발병이나 기타 질병의 원인이 되기도 한다니, 몸에 좋다고 하여 많은 돈을 주고 먹은 건강 보조식품들이 부메랑이 되어 돌아와, 오히려 악영향을 줄 수 있다는 것이다. 특히 의학 분야 메타 분석이나 빅 데이터 분석을 통해 수차례 증명된 사례들도 많다.

그러나 안타까운 것은, 그 수많은 좋은 성분들이 있는 비타민 중 나에게 어떤 것이 맞고 안 맞는지 잘 모른다는 것이다. 현재 의학계에서도 이렇다 할 확실한 기준을 마련하지 못하고 있으며, 성분으로만, 어떤 기능을 갖고 있다는 정도로만 알리고 있는 것이다.

내가 관심을 갖게 된 것은, 수년 전 건강식품 판매를 하는 한 매장에서 경험한 일 때문이다. 해당 매장에서 수백만 원의 건강식품을 3명의 중년

---

13) 추출(抽出)
　① 전체 속에서 어떤 물건·생각·요소 따위를 뽑아냄.
　② 모(母)집단에서 표본을 뽑아내는 일.
　③ 용매(溶媒)를 써서 고체·액체에서 어떤 물질을 뽑아내는 일.

14) 농축(濃縮)
　① 액체를 진하게 또는 바짝 졸임.
　② 어떤 물질의 농도가 높아지는 현상.

15) 정제(精製)
　① 정성을 들여 잘 만듦.
　② 물질에 섞인 불순물을 제거하여 한층 더 순수한 것으로 만듦.

여성이 구매하여 3달 정도 체중 감량 프로그램을 했다. 그런데 2명은 각각 10㎏, 8㎏ 감량되었으나 한 여성은 전혀 감량되지 않아, 사장에게 항의하고 있었다. 항의로 인해 시끄럽고 서로 간에 분쟁이 심하여 해당 여성의 선천체질을 분석해 봤더니, 먹지 말아야 할 성분을 다량 섭취했다는 것을 알 수 있었다. 그래서 해당 회사 제품 중에 원료성분을 확인하여 그 여성의 선천체질에 맞는 제품을 골라 주고, 그것만 먹으라 하고는 현장에서 빠져나왔다. 후에 들려온 소식은 1주 만에 3㎏ 정도 감량되었다는 것이다.

그때 해당 매장을 운영하던 대표가 충격을 받고 내게 체질학을 배우고자 했는데, 그것을 계기로 건강식품 판매업을 하는 분들에게 교육을 시작하게 되었다. 그 교육 가운데 느낀 점은, 모든 판매자들이 제품에 사람을 맞추고 있다는 것이다. 사람이 중심이 되어 체질에 맞게 제품을 제공하는 게 아니라, 그저 제품의 성분과 효능에만 매달려, 불특정 다수에게 주면 같은 효과를 볼 것이라는 비상식적인 방식의 판매였다. 참으로 위험한 일이 아닐 수 없다.

사람마다 특징, 기능, 체질이 다른데, 동일한 제품으로 동일한 효능을 볼 것이라는 것은 처음부터 문제가 많은, 기초 상식이 무시된 것이다. 그 후에 적은 비용, 적은 제품으로도 충분히 건강에 도움을 주고 유지할 수 있는데, 매출 신장에 급급한 나머지, 선천체질학을 적용한 방식으로 판매로는 매출증대를 이루지 못했다. 그 이유는 체질에 따른 판매방식은 현재 매출보다 3분의 1로 줄어드는 판매 방식인 데다, 기존에 해 오던 매출중심 사업방식에 크게 반하는 방식이므로, 당시에 판매자들의 수입 문제까지 생기는 터라 쉽게 적용하기 힘들었다.

어찌 보면 겉으론 사람들의 건강을 위한다는 명분은 있지만, 실제 속을 들여다보면, 돈을 벌기 위해 어쩔 수 없이 필요 없는 것까지 과량 판매를 하고 있었던 것이다. 진실된 건강을 생각하지 않는 짧은 안목일 수밖에 없다. 사람들에게 맞는 선천체질에 따라 건강식품을 판매한다면 매출과 수익은 시간문제일 뿐 더 미래지향적이고 희망적일 텐데 말이다. 그럼에도 불구하고 눈앞의 매출과 수익에 급급한 씁쓸한 모습들이었다. 이는 대다수의 건강식품 판매업을 하는 사람들이 갖고 있는 공통적인 문제가 아닐 수 없다. 그 잘못된 판매가 오히려 사람을 해칠 수 있다는 것을 안다면 얼마나 양심적인 자책이 생길지 뻔한 것 아닌가?

그 후 근본적으로 문제가 있다는 사실을 알게 된 나로서는 인식변화와 계몽이 우선되지 않으면, 아무리 알려줘 봐야 소용이 없고 현실적으로 물질 만능주의에 부딪치겠다는 생각이 들었다. 그래서 처음부터 전혀 다른 사람들을 통해 교육을 진행했고, 이젠 많은 사람들이 제자가 되어 동참하고 있다. 대부분의 제자들은 나와의 상담을 통해 고질적인 병증을 치유하고 난 후에, 배우고자 하여 제자가 된 경우가 대부분이다.

그중의 한 사례를 이야기하기로 한다.

30년 간 위장 장애로 병원을 드나들고, 배가 아파 평생 차가운 음식은 먹지도 못하고, 늘 배가 눌리면 통증이 심해져서 바지 벨트를 착용하지 못하고, 헐렁한 바지에 오로지 멜빵을 하고 다니는 분이 있었다. 그는 늘 소화가 안 되니 영양 섭취가 안 되어, 목소리부터 힘이 없고 몸도 힘이 없어 구부정한 자세여서 나이보다 늙어 보였다. 체질 분석을 해 본 결과 위장이 문제가 아니라, 간과 담이 약해서 오는 증상이라는 것을 알고 비타민 B와 C를 식전 10~20분 전에 먹게 했다. 그 후 상당히 많은 변화가 있고 좋아져서, 이제는 벨트를 차고 차가운 음식도 먹을 수 있게 되었다. 빠졌던 머리도 많이 풍성해지고, 피부와 체력 변화도 많이 일어나, 이젠 상당히 건강한 모습으로 삶을 살아가게 되었다.

이처럼 병원에서 포기한 중증부터 수십 년간 치유하지 못한 병증까지 음식 구분과 비타민으로 고쳐 온 나로서는 앞으로 사람이 중심이 되어 사람에게 맞는 정확한 건강식품 또는 비타민을 제공하길 바라는 마음이 간절하다. 비싼 비용으로 몸을 좋게 하고자 먹는 건강식품에, 제품에 사람의 몸을 맞추는 것이 아니라 사람의 체질에 맞는 제품을 판매하는 날이 오길 기대한다.

011 ▶ 내게 제일 소중한 몸부터 알아야 한다

태어나면서부터 죽을 때까지 함께해야 하는 게 나의 몸이다. 그만큼 소중하고 귀한 것이다. 오죽하면 성경에도 "이웃을 내 몸과 같이 사랑하라"라고 예수님이 말씀하셨을까? 그렇다. 내 몸을 사랑하지 않는 자는 나 외에 다른 사람도 이웃도 사랑할 수가 없다. 다시 말해 내 몸이 아프고 정상이 아닌데, 어찌 타인을 돌보고 치유해 줄 마음이 생기겠느냐는 말이다.

우리는 살아가면서 한 번쯤 크게는 자동차를 비롯해 가전제품 등 여러 가지 제품을 구매하는 기회를 갖게 된다. 구매하는 제품마다 늘 따라오는 것이 있는데, 사용 설명서다. 사용 설명서는 해당 제품에 대한 여러 가지 내용을 수록하여, 사용자로 하여금 오래도록 잘 사용하게 만들어 주는 좋은 안내서이다. 그러나 대부분의 사람은 사용 설명서를 잘 읽지 않는다. 나는 성격이 좀 유별난지 무엇을 구입하든 사용 설명서를 처음부터 끝까지 읽어 보는 습관이 있다. 그래서 모든 제품을 오래 사용하는

지도 모른다. 사용 설명서는 대부분 이렇게 구성된다.

- 구성
- 사용법
- 주의사항
- 품질 보증서

구성은 제품의 중요한 부분들을 나누어 설명해 준 것이고, 사용법은 그 구성들을 올바르게 사용하는 방법을 알려 준다. 주의사항은 사용 시에 잘못 사용할 가능성이 있는 사례별로 정리하여, 사용상의 실수를 줄여 주고 고장을 방지한다. 품질 보증서는 고장 났을 때의 조치와 보증 수리에 대한 안내가 수록되어 있다.

그러면 한번 생각해 보자. 과연 인간의 사용 설명서는 어떻게 알 수 있을까? 구성은 나의 몸의 체질과 기질, 그리고 성품, 성격이고, 사용법은 재능과 적성 진로 등을 말하며, 주의사항은 먹지 말아야 할 것과 먹어야 할 것을 구분하는 것이다. 그리고 몸과 마음에 병이 났을 때 치유하는 방법을 알면 얼마나 좋을까? 그런 사용 설명서를 가지고 있다면, 인간의 삶은 정말 윤택해질 것이다. 그러나 우리는 그것을 잘 모르고 있고, 그 모르는 것 때문에 고통받고 아파하며 힘겨워한다.

그러나 선천체질학으로 인간의 모든 것을 알 수 있다. 우리는 태어날 때 그날의 빛을 받고 태어난다. 빛이 없는 어머니 배 속에서 빛이 있는 세상으로 나오며, 빛을 보는 순간 마치 입력되듯이 앞서 말한 선천적 체질과 심리를 갖고 태어난다. 태어난 후에 부모와 형제로부터 영향을 받고, 그 후에 확장된 주변인의 영향을 받는다. 친구로부터, 학교에서, 그리고 지역 사회의 영향을 받으며 자라게 된다.

그 과정에서 건강하게 자라는 사람이 있는가 하면, 아프고 힘들어하며 많은 문제를 가지고 살아가는 사람도 있다. 문제가 없을 때는 상관없지만, 문제가 생기면 참으로 어려운 상황이 일어난다. 나 자신도 모르고, 부모도 모르고, 주변인도 모르는 나를 찾아 방황하며 힘들어하게 된다.

그런 과정을 자아실현 또는 과도기, 사춘기라고 말하지만, 선천체질학을 연구하고 가르치는 나로서는 학문적으로 볼 때 그렇게 생각하지 않는다. 환경 변화를 견딜 힘이 없으니 정신을 차릴 수가 없는 것이다. 마치 반팔에 반바지를 입고 사는 사람에게 갑자기 한겨울이 오거나, 두꺼운 겨울옷을 입고 있는 사람이 있는 곳이 갑자기 뜨거운 여름이 되는 것과 같은 것이다. 자신이 그런 상황에 접어들어 있는지 그 누구도 알려 주지 않고 자기 자신조차 모르니, 그냥 견디며 방황하거나 혼란스러워 할 수밖에 없을 것이다. 이토록 자신도 모르고 방황하는 좌충우돌의 시간을 지나면, 좋은 경험보다는 나쁜 경험과 시간 낭비에 몸까지 병들기도 한다.

왜 그럴까? 그것은 나를 모르기 때문이다. 그리고 주변인도 나를 모르기 때문이다. 충분한 이해도를 갖고 정확히 알고 있다면 자연스럽게 넘어갈 사건이나 문제 또는 일도, 힘겹게 넘어가는 것이다. 상담을 하는 나의 역할은 자신을 모르고 방황하는 그런 사람들이 급격한 환경 변화를 이겨 낼 수 있도록 도와주는 것이다. 추운 겨울이라면 추위를 피할 따뜻한 난로와 두꺼운 옷을 제공하는 것이고, 뜨거운 여름이라면 시원한 물과 나무 그늘을 안내하여 지혜롭게 어려운 시기를 무난히 지나가도록 해 주는 것이다.

어떤 이는 육체적인 문제로 병들기도 하고, 어떤 이는 정신적인 문제로 방황하기도 하고, 어떤 이는 주변인과의 갈등으로 힘들어한다. 이 모든 문제는 나를 정확히 모르기 때문이다. 나를 정확히 아는 것처럼 인생에 약이 되는 것은 없다. '지피지기(知彼知己)면 백전불태(百戰不殆)'라 했던가? 나를 알고 적을 알면 백 번 싸워도 위태롭지 않다는 말이다. 성공된 삶은 그런 것이다. 나를 아는 것처럼 중요한 것이 없다.

정작 나와 동고동락(同苦同樂)하며 평생을 사는 내 몸조차 모른다는 게 말이 되는가? 내가 사용하는 물건보다 내 몸을 더 모른다는 것이 말이 되는가?

자신의 체질과 인체에 대해서, 심리에 대해서, 그리고 사회관계에 대해서 모르고 자기 정체성에 대해 혼란한 사람이 사회적으로 성공하기란 매우 힘든 것이다. 그래서 옛 선인들이 자기 수양(修養)을 많이 했던 것은 그만큼 자기 관리에 우선순위를 두었다는 것이다. 내가 완전하지 못하면 타인을 돕기는커녕, 짐이 되거나 부담 주는 대상이 될 뿐이라는 것이다.

당신은 자신에 대해서 얼마나 알고 있는가? 나는 어떤 사람인지, 그리고 무엇을 잘하고, 무엇을 좋아하는지조차 모르고 산다. 그리고 육체적으론 어떤 음식을 먹어야 하고 어떤 음식을 먹지 말아야 하는지도 모른다. 그렇게 살다 보니 늘 효율이 떨어지고 기능이 떨어지는 인생을 살게 된다.

최근에 아이들을 양육하는 부모들과 상담을 많이 하는데, 자신이 낳고 기른 자식에 대해서도 잘 모르면서, 자기가 알고 있는 기준대로 막 키우는 경우가 허다하다. 아이의 재능과 적성도 모르고 성품도 모르는 부모가 많다. 아이에게 맞지 않는 음식을 제공하면서 공부 잘하길 바라고 건강하길 바라는 부모들이 대부분이다.

음식을 잘못 제공하면 공부하기 힘들다는 것은 당연한 이치이다. 마음과 몸이 온전해지지 않는데, 지식이 학습되어 머리에 기억되기 힘들다. 아이가 아무리 공부하고 싶어도 마음대로 되지 않는다. 반복되는 악순환에 급기야 포기하고 만다.

수학 못하는 아이에게는 수학을 잘하는 몸의 상태를 만들어 줘야 하고, 영어 못하는 아이에겐 영어를 잘하는 몸의 상태를 만들어 줘야 잘하는 것이다. 그러나 공부 못하는 것을 아이 탓만 하는 부모들을 볼 때 참으로 안타깝다. 아이가 무엇을 잘하고 어떤 아이인지도조차 모른 채 먼저 공부를 시키는 게 아니라, 체질과 재능, 적성 등 근본을 알아서 공부하는 방법부터 바꿔야 하는 것이다.

예를 들어 어떤 아이는 손이 발달하여 놀이형으로 하는 학습이 적당하고, 어떤 아이는 눈이 발달하여 영상으로 학습하는 것이 적당하고, 어떤 아이는 귀가 발달하여 듣는 학습이 맞는 경우가 있다는 것이다. 그런데도 일괄적인 방법으로 학습을 하니 차이가 날 뿐더러, 따라가기 힘들게 되는 것이다. 원치 않게 자신에게 맞지 않는 학습을 하고 평가받게 되니 억울할 수밖에 없는 것이다.

상담을 통해 공부 못한다는 아이들 학습방법을 알려 주고 개선된 사례가 너무도 많다. 심지어 급격한 성적 변화에 놀라는 경우도 있다. 차이는 단 한 가지이다. 아이에 대해서 제대로 정확히 아느냐 모르느냐이다.

① 공부 잘하는 자녀 만드는 법

공부 잘하는 자녀를 만드는 법은
먹거리부터 체질에 맞게
자녀에게 제공해야 한다.

수많은 정신질환을 체질식으로
치유해 본 경험을 바탕으로 보면
매우 절대적인 것이다.
특히 행동과 감정이 격하게
일어나는 자녀와
우울증에 시달리는 자녀

그리고 몸의 각종 잔병으로
컨디션이 늘 좋지 못한 자녀에게
공부 잘하기를 바라는 것은
매우 잘못된 것이다.

배가 아프고, 머리 아프고
대소변이 급한데
강의를 듣거나 책을 볼 수 있는
사람은 없다.

프로운동선수도 컨디션에 따라
성적이 달라지는데
자녀들의 공부는 당연하지 않은가?

> 체질에 맞는 체질식은
> 몸도 건강하게 하지만
> 정신건강에도 매우 좋다.
> 당신의 자녀에게 체질구분을
> 통해 체질식을 제공하면
> 공부를 하지 말라고 해도 잘하게
> 되고 능률도 높아진다.
>
> 꼭 학생뿐만 아니라 모든 사람에게도
> 해당되는 것이다.

아이를 키우고 양육하는 것은 쉽지 않다. 그러나 제대로 알면 양육이 즐겁고 쉬워진다. 지나치게 다른 것을 해 보지 않아도 되고, 또한 물질적으로 시간적으로 낭비하지 않게 된다. 다시 말해 아이의 재능 적성을 제대로 알면, 쓸데없이 이런저런 학원 보낼 필요 없이, 아이에게 맞는 학원만 골라 보내면 된다. 그러면 유능하고 특성화된 인재로 성장하고, 그 누구보다도 행복한 삶을 살며, 안정적인 생활이 가능하다. 마음과 생각이 안정되고 온전하면, 생활은 당연히 안정된다.

돈이 많고 적음은 중요하지 않다. 사교육에 열 올리고 성적 올리기에 매달린다고 해서 반드시 좋은 대학에 가는 것이 아니라, 아이의 재능을 정확히 알고 성장시키면 좋은 대학에 갈 수 있다. 특히 최근에는 수능 성적이 아닌 다른 방법으로 대학에 가는 방식이 많이 확대되고 있다. 재능이 특별하거나 기능이 우월하면 대학에서 특별전형을 통해 선발한다.

과거 방식대로 잘 외우고 계산 잘하는 인재만이 일류대학에 가는 것이 아니다. 시대가 변하고 있다.

우리 아이의 미래는 부모가 아이에 대해서 얼마나 알고 있느냐에 달라진다. 같은 부모에게서 태어나도 자식들 모두 성품과 재능이 제각각 다르다. 그러므로 각자에게 맞는 재능을 열어 주고 안내하는 것이 부모의 진정한 역할이라 볼 수 있다. 부모가 자녀의 선천적 체질부터 성품이나 성격을 정확히 알고 재능을 안다면, 여러 가지 놀라운 것들을 많이 얻게 된다.

첫째, 아이의 건강이 달라진다.

자주 병원을 들락거리며 잔병치레하는 일이 적어지고, 체력적 소모 없이 신체 성장발육에 도움이 된다.

둘째, 아이의 성품이 달라진다.

자신의 성격을 잘 이해하고 다스릴 줄 아는 자녀로, 그리고 가족과 사회에서 인간관계를 원만히 이루어 나가는 좋은 성품으로 자란다. 그래서 분쟁이나 다툼보다는, 화합과 어울림으로 좋은 사람의 모습으로 성장한다.

셋째, 학업 성취도가 달라진다.

자녀에게 맞는 최적화된 학습 방법을 통해서 학업 성취도와 학업에 대한 흥미, 그리고 개인의 능력 성장에 도움이 된다.

넷째, 올바른 자율성과 독립성을 갖게 된다.

자녀의 성장기에 정신적·육체적·사회적 방황을 방지하고, 스스로 이겨 내며 스스로 판단하는 힘을 갖게 되고, 바른 가치관을 가지며 자존(自存)[16]하는 독립적인 인격체가 된다.

그 외에도 많은 부분이 개선되어 각자의 삶에서 또 다른 좋은 면을 무한히 이끌어 낼 수 있다. 이처럼 자녀에 대해 정확히 알고 이해의 관점에서 바라보는 것이 얼마나 중요한지 알아야 한다. 분주하고 바쁜 세상 핑계 삼아 학교와 학원에만 의존하여 자녀에게 진정으로 필요한 것을 채워 주지 못하면, 반쪽짜리 어설픈 인격으로 세상에 버려지듯 적응해야 하는 것이다.

자녀를 사랑하는 진정한 방법은 정확히 자신을 알고, 자녀를 아는 것이다. 그래야 부모와 자녀 간에 이해와 소통으로 올바른 가정의 모습을 갖추고 행복을 지킬 수 있다. 만일 내가 부모로서 자신을 모르고 자녀도 모르고 있다면, 자녀들의 성장기에 자녀로부터 이런 말을 자주 듣게 될 것이다.

"아빠 엄마는 저에 대해 아무것도 모르면서 왜 그래요?"

이 말을 듣는 부모는 아이에 대해서 정말 잘 모른다는 것을 인정해야 한다. 인정만 하는 것이 아니라, 아이를 정확히 알려고 노력해야 한다. 선천체질학을 통해서 아이의 체질을 알아 음식을 구분하여 건강을 지켜 줌으로써 올바른 성품으로 자라게 하고, 재능 적성을 알아 진로를 잘 이끌어 주는 부모가 되길 바란다. 그것이야말로 아이에게 물려주는 최고의 유산이고 축복이다. 나쁜 습관을 물려주는 것보다 좋은 습관을 물려

---

16) 자존(自存)
 ① 자기의 존재.
 ② 자기 힘으로 생존함.

주는 것이 복이 되는 것처럼 말이다.

012 ▶ 마음(心)이 중요한 이유

우리가 쓰는 수많은 단어 가운데 마음 심(心)자가 들어간 글자가 매우 많다. 마음 심(心)자로 끝나는 단어가 약 600개 정도인데, 그만큼 모든 것이 마음에서 비롯된다는 의미일 것이다. 의심을 하면 의심하는 행동을 하고, 관심을 가지면 관심어린 행동을 하듯, 모든 것이 마음먹기에 달린 게 분명하다.

마음을 뜻하는 단어 중 양심에 대해 이야기하려 한다. '양심(良心)'은 무엇인가? 사전적 의미로는 "사물의 가치를 변별하고, 자기의 행위에 대하여 옳고 그름과 선과 악의 판단을 내리는 도덕적 의식"이라고 말한다. 한마디로 '옳고 그름을 판단하고 선악을 판단하는 지혜[17]로운 마음'이다.

양심이 있으려면 내가 기준이 분명해야 한다. 그것을 앞서 말한 대로 질서라고 한다. 그런데 양심을 갑자기 이야기하는 이유가 궁금할 것이다. 필자가 말하고 싶은 것은, 양심은 육체의 건강함에서 비롯된다는 것이다. 건강하지 않고 몸이 아프고 컨디션이 안 좋아지면 양심의 소리를 듣기 힘들어진다. 이유는 간단하다. 몸의 상태에 따라서 마음의 상태가 달라지기 때문이다. 몸의 상태가 좋지 못해 올바른 판단을 하지 못하고, 선과 악 또는 옳고 그름에 대해 감각이 둔해지면 양심 없는 행동을 하기 때문이다.

---

17) 지혜(智慧·知慧)
　① 사물의 도리나 이치를 잘 분별하는 정신 능력. 슬기.

주변인 중에 양심 없는 행동을 하는 사람이 있다면, 무엇을 단단히 잘못 먹고 있는 게 분명하다. 자신에게 맞는 음식을 먹는 사람은 정신이 맑고 깨끗하며 사리분별이 좋아 눈이 맑고 지혜롭다. 하지만 혼탁하게 음식을 먹는 사람은 정신이 어지럽고, 육체적 욕구에 더 많은 힘을 쏟게 마련이다. 나도 모르게 중독 증세를 일으켜 하지 말아야 할 일을 무의식적으로 자주 하게 되거나, 의지가 약해져서 할 일을 미룬다거나, 나아가서는 말도 안 되는 이유로 분쟁이나 다툼을 하고 고집부리고 있다면, 분명 육체적 균형이 깨진 것이다.

양심 없고 악한 행동을 하는 사람은 하늘이 심판한다고 하며 천벌을 받는다고들 말한다. 그래서 큰 사고가 나거나 중병에 걸려 일찍 세상을 떠나는 사례를 종종 볼 것이다. 그것은 그 행동도 행동이지만, 그런 행동이 나오는 육체의 상황도 당연히 좋을 수 없다.

단계적으로 내가 나에게 맞지 않은 습관을 하고 있는지 증상을 단계별로 알아보고 인지하기 바란다. 단계별로 진행되며 정도가 깊어지면서 마음의 양심이 무너지게 된다.

1단계: 이유 없이 짜증이 나고 화가 난다.
2단계: 피곤하고 매사에 의욕이 없다.
3단계: 나의 문제를 타인에게 모두 전가한다.
4단계: 싸움이 잦아지고 날카로운 말과 행동을 한다.
5단계: 이기적으로 변해 가고 억지를 부린다.
6단계: 주변인이 나를 피하고 만나려 하지 않는다.
7단계: 공격적인 말투와 행동을 자주 하게 된다.

이렇게 7단계를 거치고 있다면, 당신은 체질적으로 건강에 악영향을 주는 음식을 섭취하고 있다는 것이고, 그로 인해 환경적인 영향을 잘못된 신체감각으로 받아들이며 판단하고 있다는 것이다.

마음은 감각에 의해 정보를 받아 판단하고 표출[18]되는데, 잠재의식을 수반[19]하여 선천적 기질과 후천적 경험을 통해 생각을 정리하고 언어로 표출된다. 언어로 표출된 잦은 표현은 습관이 되어 자리 잡게 된다. 이런 마음의 문제를 오랫동안 방치하면, 앞서 말한 7단계의 불완전한 심리가 발전하게 된다. 이러한 불안한 심리는 자신의 지나친 욕망에 의해 문제를 야기하고, 육체적 질병의 문제와 정신적 문제, 인간관계적 문제를 복합적으로 일으키게 된다.

이토록 우리가 섭취하는 음식물은 마음을 주관하거나 영향을 준다. 맛난 음식을 먹으면 금방이라도 기분이 좋아지고, 맛없는 음식을 먹으면 기분이 나빠지는 것과 같은 원리다. 오랫동안 나에게 맞지 않는 음식을 섭취하는 문제는 오래전부터 이야기되어 왔다. 인스턴트 음식을 먹는 젊은 세대가 불안정한 심리로 사회적 문제를 일으키고 있다고 하는 수많은 정보를 우리는 익히 알고 있다. 나 자신이 사회적으로 만족스럽지 못하고 불안해하며 실패하고 있다면, 빨리 나의 선천체질을 알아 식생활부터 개선하여, 해당하는 여러 가지 문제를 조속히 해결해야 한다. 짧은 인생에 그로 인한 시간 낭비는 행복하게 살아야 할 인간의 삶에 전혀 도움이 되지 않기 때문이다.

---

18) 표출(表出)
    겉으로 나타냄.
19) 수반(隨伴)
    ① 붙좇아서 따름.
    ② 어떤 일과 더불어 생김.

013 ▶ 우리의 삶은 관계 때문에 고달프다

인간은 관계의 문제로 인해 상당히 고달픈 삶을 살고 있다. 노동부에서 국회에 제출한 자료에 의하면, 노동자가 퇴사하는 사유의 대부분은 일이 힘들거나 회사가 맘에 안 들어서라기보다, 특정인과의 관계가 안 좋아졌기 때문이라고 한다. 절대 다수가 그렇다 하니 의외의 결과라고 한다. 결국 직장 상사 또는 부하와의 갈등으로 인해 퇴사하게 되는 것이다.

그렇다. 우리 삶의 많은 문제는 인간관계에서 일어난다. 마음 맞는 사람과 함께라면 어려움도 고통도, 가난함도 배고픔도 견딜 수 있지만, 마음이 맞지 않으면 환경이 아무리 좋아도 매우 고통스럽다. 인생을 살아가는 가운데 나를 좋아하는 사람 1/3, 나를 싫어하는 사람 1/3, 나에게 관심 없는 사람 1/3과 살아간다고들 한다. 그런데 참으로 이상한 것은, 대부분의 사람들은 나를 싫어하는 사람에게 나를 좋아하게 만들려 애를 쓰고, 나에게 관심 없는 사람을 나에게 관심 갖게 하려고 애를 쓴다. 나를 좋아하는 사람을 버려 둔 채 말이다.

우리의 삶은 나를 좋아하는 1/3과 함께해도 시간이 부족하다. 그런데 굳이 좋아하지 않고 관심 없는 사람에게 시간을 투자하고 그들의 인정을 받으려 한다. 그들은 나에게 어떻게 반응할까?

첫째, 나를 싫어하는 사람은 어떤 반응을 하는가?

나를 향해 폭발하고, 에너지를 소모시키고, 약화시키며, 기능을 방해하고, 과민하게 반응하고, 큰소리가 나게 하며, 늘 반대 입장에서 말을 한다.

둘째, 나에게 무관심한 사람은 어떤 반응을 하는가?

나에게 반응하지 않고, 협조하지 않으며, 마치 정지 상태로 진전도 없고, 아무 소리도 없으며, 어떠한 기능도 제공하지 않고, 나를 유령 취급한다.

셋째, 나에게 관심 있고 좋아하는 사람의 반응은 어떠한가?

만나면 활기가 넘치고, 역동적이고, 재미있으며, 피곤하지 않다. 대화가 통하고, 의기투합하며, 조화로움을 갖게 한다. 나를 존중해 주고, 예의를 갖추며, 늘 생각해 주고 배려한다.

과연 나의 주변에는 어떤 사람이 많은가? 나에게 어떤 영향을 주는 사람과 어떻게 지내고 있는가? 사람은 사람에 의해서 성공도 하고 실패도 한다. 그렇다면 나에게 맞는 사람들과 함께해도 성공이 어려운 세상에, 나와 맞지 않는 사람과 함께하며 인정받으려 하지 않는 것이 좋다.

그렇다면 어쩔 수 없이 나에게 맞지 않는 사람들과 지낼 때는 어떻게 하는 것이 좋은가? 아주 일상적이고 사무적이며 기계적으로 반응하고 명확한 처신을 하면 큰 문제 없이 지낼 수 있다. 인정받거나 관심받으려 하지 말아야 한다. 그런 행동은 오히려 부작용이 심할 수 있다.

우리의 삶 가운데 모두가 나와 맞는 사람은 없다. 그리고 나에게 모두가 호의적[20]이거나 우호적[21]이지도 않다. 그러므로 나를 알고, 나에게

---

20) 호:의-적(好意的)
   좋게 생각해 주는 (것).
21) 우:호-적(友好的)
   개인끼리나 나라끼리 사이가 좋은 (것).

나타나는 단점을 보완하고 장점을 살리는 처신이 필요한 것이다. 그렇게 하려면 우선적으로 나를 알고, 나에 대해 명확한 기준이 필요하며, 냉정하리만큼 장점과 단점을 인정하고, 스스로 보완하고 발전해야 한다. 냉혹한 사회생활에서 나를 보호하고 사회 구성원으로서 자리를 잘 잡아 자기 몫과 기능을 다하기 위해서 말이다.

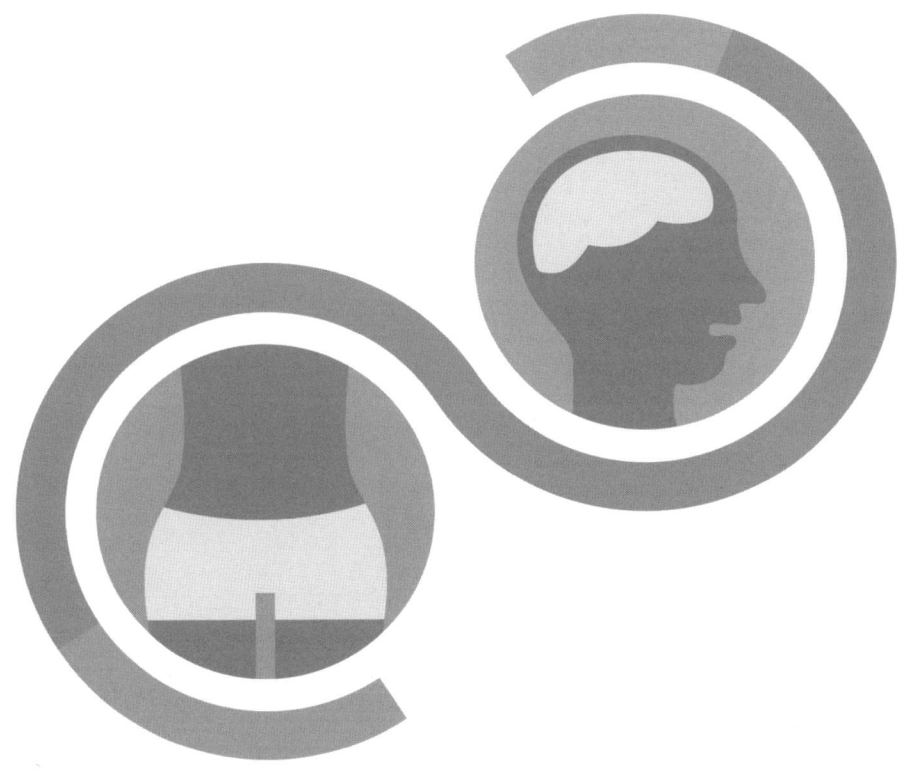

PART
10

음식에 대한 오해와 진실

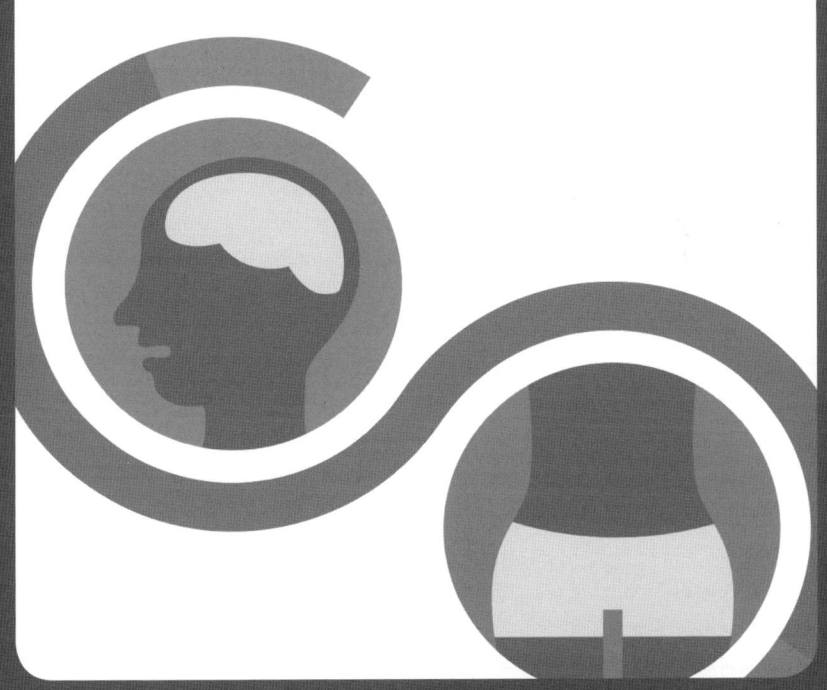

우리는 음식을 섭취하면서 모든 음식이 몸에 좋은 영향을 줄 것이라고 생각하고 믿는다. 특히 채소, 과일 등은 몸에 좋은 것으로 맹신[22]하는 경우가 많다. 나는 오랫동안 각양각색[23]의 사람들의 체질에 따른 각종 음식체질 구분에 대하여 오랫동안 연구해 왔다. 연구하면 할수록 느끼는 점은, 대부분의 사람들은 섭취하여 자신의 몸에 들어오는 음식에 대하여 자세히 알지 못하거나 상세한 정보를 모르는 채, 해당 음식의 성분이 나의 몸에 어떤 작용을 하는지조차 모르고 그냥 눈에 보이니까 섭취하는 것이 보통이다.

살아가면서 우리 몸에 직·간접적으로 들어오면서 영향을 주는 여러 가지 중에 가장 영향이 큰 것은 음식이라 알고 있는데, 부인하는 사람은 없을 것이다. 직접적인 영향으론 단연 물을 포함한 음식이 가장 우선이고, 그다음은 호흡하는 공기다. 그 외에 간접적으로 영향을 주는 것은 눈으로 들어오는 영상과 귀로 들어오는 소리이다.

그런데 왜 음식이 가장 비중이 크고 가장 큰 영향력을 주는가? 음식이 인간의 몸에 들어오는 다른 물질보다 중요한 것은, 해당하는 다양한 성분과 그 영향력이 압도적인 비중을 차지하고, 그만큼 직접적인 삶의 질에 영향을 주며, 부의 척도이기도 하기 때문이다. 보통 가난한 자는 질 나쁜 음식을 먹고 건강이 악화되고, 부자는 질 좋은 음식을 먹고 건강을 유지한다는 말이 있듯이, 부의 척도를 그 사람이 섭취하는 음식으로 판단하기도 한다.

---

22) 맹신(盲信)
    옳고 그름을 가리지 않고 덮어놓고 믿음.

23) 각양─각색(各樣各色)
    여러 가지. 각색각양.

그래서 모든 사람의 건강에 있어서 음식의 비중은 매우 크다. 특히 인간의 성장기 때 음식은 성장의 질을 다르게 하고 성품까지도 변하게 하는 엄청난 힘을 갖고 있다. 그러나 그 성장기에 음식으로 인해 인생이 달라진다면, 과연 공감하는 사람이 얼마나 있을까?

어린 시절을 가난하게 자라 온 나는 자주 굶지는 않았지만 배고픈 시절을 지냈다. 그때는 김치에 밥만 먹어도 잘 성장했고 큰 병도 없었다. 그러나 지금 세대는 어떤가? 많은 젊은이들이 풍성한 식사와 질 좋은 음식을 먹는데도, 체력도 약하고 병증도 많으며, 나아가서는 각종 신종 희귀병에 시달리고 있다. 이런 상황을 보면 아이러니[24]할 수밖에 없다. 왜 잘 먹고 좋은 환경에서 생활하는데 육체적 질병뿐만 아니라 정신적 질병까지 얻고 있을까? 풍요 속의 빈곤이라 했던가? 우리는 물질적인 풍요는 얻었지만, 육체적 건강함과 정신적 평안함을 빼앗겼는지도 모른다. 수많은 의문과 질문이 쏟아져 나올 만한 내용들이 아닌가? 이러한 모든 의문점을 하나하나 짚어 보고 풀어서 사람과 음식에 대한 상관관계를 알아보고, 건강하고 질 좋은 삶을 음식으로부터 찾고 각종 육체적, 정신적 질병의 문제를 해결하려 한다.

---

24) 아이러니(irony)
    ① 풍자. 말의 복선(伏線). 반어(反語). 역설.
    ② 예상 밖의 결과가 빚은 모순이나 부조화.
    ③ 참다운 인식에 도달하기 위해 소크라테스가 쓴 문답법

PART
11

몸에 좋다는 음식은
과연 모두에게 좋을까?

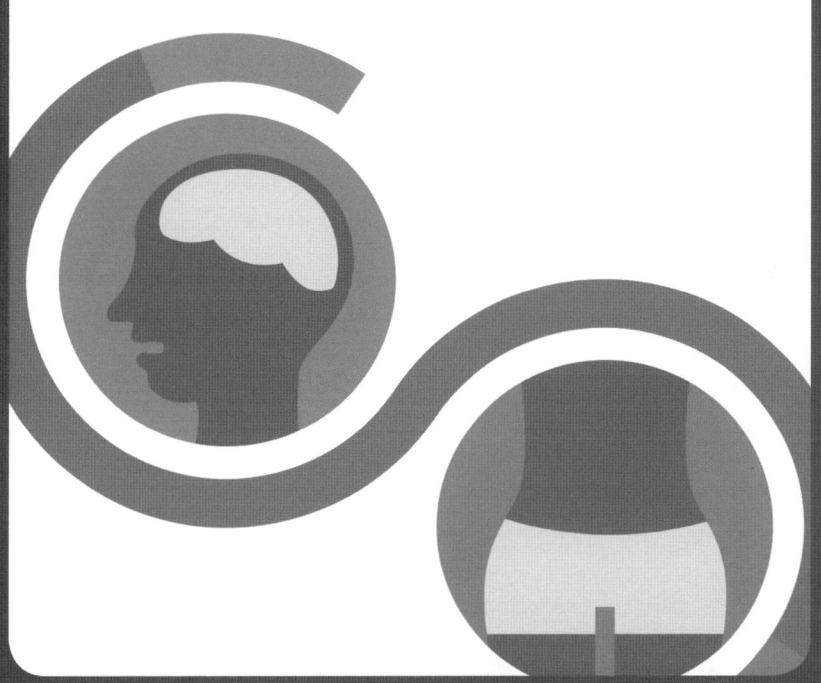

답은 '그렇지 않다'로 말할 수 있다. 몸에 좋다는 음식들만 골라서 먹는 우리들이 왜 질병에 걸린단 말인가? 과연 앞뒤가 맞는 말인가? 가끔 텔레비전이나 언론이 특정 음식이나 성분이 몸에 좋은 영향을 준다고 기사를 쏟아 낼 때면, 해당 식품이 품귀 현상이 일어날 정도로 전 국민이 호응하며 불티나게 구매를 한다. 그런데 전 국민이 왜 건강하지 않을까? 언론에서 또는 이런저런 소문과 정보로 몸에 좋다는 것들 다 챙겨 먹는데, 왜 전국의 병원은 늘어 가고 환자는 병실마다 가득하며 질병에 시달리는 사람들이 많을까? 이런 의문점이 생긴다면 음식 선택에 신중하게 될 것이고, 자신에게 맞는 음식을 찾으려 할 것이다.

음식 구분을 해 주는 음식체질 상담을 할 때면, 대부분의 상담자에게 필자가 하는 질문이 있다.

"몸에 좋다는 음식 열심히 드셨는데, 왜 몸이 아프세요?"라고 말이다.

그러면 꿀 먹은 벙어리처럼 대답을 못 하는 분들이 상당히 많다. 오히려 "제가 챙겨 먹는 음식이 좋은 거 아닌가요? 텔레비전에서 좋다고 해서 챙겨 먹는데?"라고 대답한다. 언론의 잘못된 정보가 많은 사람들을 병들게 하고 고통으로 이끌었다는 사실이 밝혀지려면 얼마나 걸릴지 모르겠지만, 참으로 안타까운 상황을 볼 때마다 답답한 심정만 더해진다. 요즘은 건강정보를 제공하는 TV프로그램에 사람의 체질에 따라 반응이 다르다고 자막을 내보낸다. 그만큼 음식섭취에 대한 인식의 변화가 일어나고 있다는 것이다.

병원에서 중병으로 치료를 받다가 가진 재산 다 낭비하거나 병원에서 치료가 안 되어 필자에게 찾아오는 많은 분들을 만나게 되는데, 그럴 때면 수많은 사연을 들으며 마음이 아플 때가 많다.

특히 말기 암환자 분들이 많이 찾아온다. 그분들은 유명한 병원에서 수

많은 비용을 지불하고 치료를 했지만 치료되지 않아, 3개월 내지 6개월 시한부 생명이라는 사형선고를 받고 집에서 삶을 마감할 준비를 하도록 버려진 분들이 대부분이다. 귀한 생명 살려 보겠다고 몸부림치는 가족 손에 이끌려 아픈 몸을 이끌고 와서 상담할 때면 참담해지기도 한다.

특히 체질 분석을 통해 난치성 환자의 식습관을 살펴보면, 해당 체질에 먹지 말아야 할 음식만을 골라서 먹은 경우가 많다는 공통점이 있다. 대부분 음식을 자신의 체질에 맞지 않게 먹어 온 습관 때문에 일어난 병증들이고, 그로 인해 스스로 고통 속으로 들어간 터라, 상담을 통해 사실을 알게 된 때는 상당히 병증이 깊어진 상태이다.

작게는 피곤함부터 어깨가 무겁고 다리가 저리고 소화가 안 되고 잦은 두통으로 시작된 증상들이 큰 병으로 발전한 상태들이 대부분이다. 그리고 주변인들도 비슷하게 다들 아프니 자신이 아픈 것도 일상적이고 정상적인 것이라 착각도 한다. 나도 아프고 다른 사람들도 아프니 아픈 것이 정상이란 논리다. 이게 말이 되는가? 이런 상황을 지켜보면 한숨이 나온다. 오랫동안 자신에게 맞는 음식체질을 찾아 주고 맞지 않는 음식을 금지하는 방식으로 수많은 중증 환자를 고쳐 온 필자로서는 자신에게 맞는 음식을 가려서 섭취하라는 것을 지속적으로 주장할 수밖에 없다. 자신에게 맞는 음식은 건강하게 하지만, 맞지 않는 음식은 질병을 서서히 만든다.

언론이나 소문에 떠도는 모든 건강식품들이 나에게 도움이 될 것이란 막연한 기대감은 매우 위험하며, 장기간 복용 시에 일어나는 엄청난 일에 대해서 심각히 생각해 봐야 한다. 이제부터라도 정확한 지식을 통해서 자신의 몸에 일어나는 많은 문제를 올바른 음식 섭취 습관을 통해 해결하고 건강한 삶을 영위하도록 해야 한다.

필자는 그 모든 것을 다년간 임상을 통해 정립한 내용을 하나하나 풀어 독자와 나누며 사람 살리는 삶을 실천하고자 한다. 함께 공감하며 함께 삶의 문제를 근본적으로 해결하는 기회가 되길 소망한다.

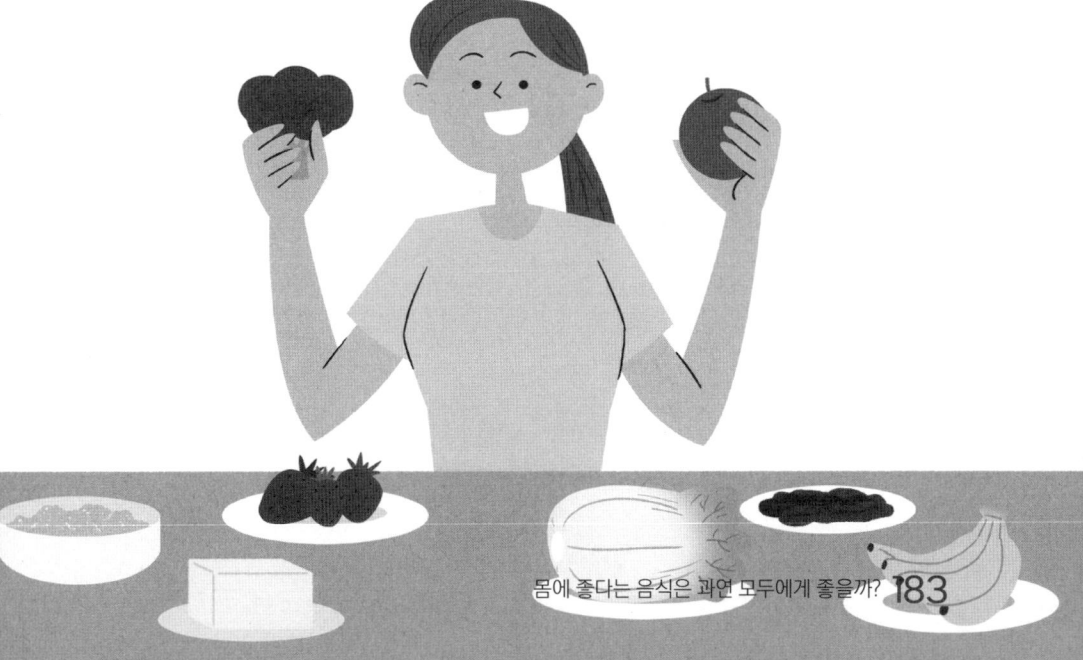

몸에 좋다는 음식은 과연 모두에게 좋을까? 183

| 001 | 음양오행별 장부 배정표
| 002 | 음양오행별 신체 위치표

PART
12

음양오행(陰陽五行)이라 불리는 우주와 자연질서의 이해

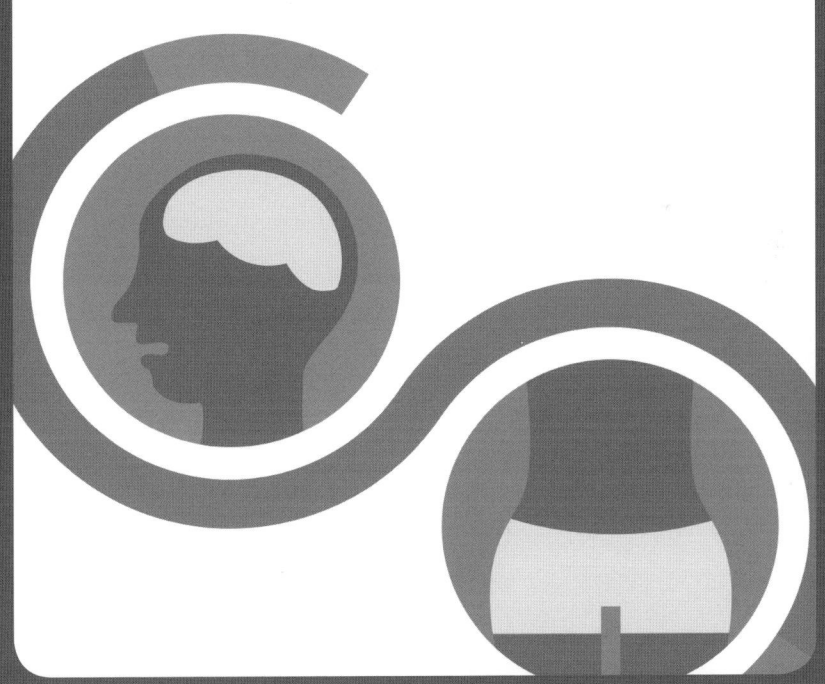

우주 질서와 자연 질서 규칙을 표현한 음양오행에 대하여 먼저 알아보고 시작하자.

음양은 일반적으로 뜨겁거나 차가움, 빛과 어둠 등으로 표현된다. 하지만 필자가 오랜 동안 신체 변화를 관찰해 온 결과로 정의 내린다면, 이는 몸에 들어오는 것과 나가는 것을 말한다. 다시 말해 들어오는 것은 음을 상징하는 섭취를 말하는 것이고, 양은 나가는 것, 즉 섭취된 음식이 에너지로 변환되어 몸에서 쓰이는 현상이다.

음의 장부(腸腑)들은 생명을 유지하기 위한 물질들을 섭취하고, 모으고, 분해하여, 공급한다. 그래서 우리 몸에 각 기관과 세포마다 영양소를 제공하고 움직이도록 한다. 양의 장부들은 활동성을 부여하여 움직이도록 하고, 에너지를 통해 많은 일을 할 수 있도록 해 준다.

우리나라 선조들은 오랫동안 연구 끝에 자연의 이치를 깨달아 대입하여, 여러 가지 의학적 검증을 통해 음양오행 사상을 만들고, 해당 병증을 에너지의 변화변동과 흐름 속에 대입하여 치료하고 보완해 왔다. 이러한 음양오행 사상을 바탕으로 장부들의 각각의 기능들을 분리하여 배열한 것이 다섯 가지의 기능을 말하는 신체 장부의 음양오행이다. 그러면 대표적인 음양으로 분류된 오행의 장부들의 간략한 배열을 살펴보자.

001 ▸ 음양오행별 장부 배정표

	목(木)	화(火)	토(土)	금(金)	수(水)
음	간	심장	비장(지라), 자궁, 전립선	폐장(피부)	신장
양	담(쓸개), 췌장	소장	위장, 난소, 고환	대장	방광

위와 같이 음양의 장부를 기능별 분류를 통해서 알 수 있다. 해당 장부들의 특징을 살펴보면, 기능적으로 에너지를 모으는 음장부와 에너지를 사용하는 양장부로 나뉜다. 또한 해당 음양의 장부에 이상 징후를 알리는 증상이 나타나는 표면적 신체 위치는 다음과 같다.

002 ▸ 음양오행별 신체 위치표

	목	화	토	금	수
음	양쪽 어깨 등	손, 손목	옆구리	코 안, 신체 앞 피부	발, 발목
양	뒷목	팔꿈치	엉덩이	코 밖, 신체 뒤 피부	무릎

위와 같이 신체별 증상 위치에서 오랫동안 통증이 있거나 불편함을 주는 증상이 있다면, 해당 장부의 기능적 문제를 의심해야 한다.

위의 두 가지 표를 자세히 보면, 우리가 겪는 질병이 표면적으로 신호를 통해 사전에 나타난다는 사실을 알 수 있다. 그러므로 해당 부위마다 신체 신호를 잘 읽기만 해도, 신체 관리를 통해 건강을 지키며 살아갈 수 있다. 한 가지씩 예를 들어 증상을 신체와 같이 대입하여 알아보도록 하자.

선천체질별 증상은 계절의 모습과 유사하게 나타나며, 간략하고 쉽게 나누면 다음과 같다.

① **열(熱) 체질:**

> 열이 피부 표면과 손발에 많은 체질로, 스스로 체감하는 열증이 나타나는 체질. 열 체질은 근본적으로 간, 담이 소모적이고, 열증으로 인해 뼈가 약해지는 구조다.

② **한(寒) 체질:**

> 몸이 쉽게 차가워지고 혈액순환이 안 되며, 늘 춥고 손발이 차거나 저림 증상이 나타나는 체질. 한 체질은 심장과 소장의 기능이 약하여 혈관이 좁아지며, 에너지가 몸 전체에 전달이 잘 안 되거나 조화로운 순환이 안 되는 구조다.

③ 습(濕) 체질:

> 가슴이 답답하고 기관지가 약하여 숨 쉬는 데 늘 불편하고, 근육 통증이나 근육이나 등에 담에 잘 걸리는 체질. 습 체질은 폐와 대장의 기능이 약하여 습기가 차는 구조로, 가래가 끓고 설사를 자주 하고, 복부 팽만감을 주며 대장 내 가스가 많이 발생하는 구조다.

④ 조(燥) 체질:

> 수분 흡수가 잘 되지 않아 피부가 건조하고 근육이 마르는 구조이며, 늘 소화 흡수에 어려움이 있는 체질.
> 신장과 방광이 약하여 배뇨가 잘 안 되고, 귀의 기능이 떨어져 이명 또는 중이염에 잘 걸리는 구조다.

001 간의 증상: 양쪽 어깨가 무겁고 아프세요?

002 담(쓸개)의 증상: 추위와 더위를 쉽게 느끼고, 오싹오싹한 오한(惡寒) 증상이 많으신가요?

003 심장의 증상: 손이나 손목이 잘 붓고 저림 증상이 있나요?

004 소장의 증상: 자주 체하시고 팔꿈치가 아프세요?

005 비장(지라)의 증상: 멀미가 심하거나 상처가 잘 아물지 않나요?

006 위장 및 근육의 증상: 몸살이 자주 오고 근육이 아픈가요?

007 폐의 증상: 기침을 자주 하고, 피부에 뽀루지가 자주 생기나요?

008 대장의 증상: 변비와 설사 그리고 방귀로 인해 괴롭나요?

009 신장의 증상: 허리가 아프고 두통이 자주 생기나요?

010 방광의 증상: 무릎관절이 아프고 소변이 자주 마렵고 참기 힘드신가요?

011 통증을 넘어 적응하는 위험한 병들

012 당뇨와 갑상선의 상관관계와 치료방법

013 우리 몸의 생명유지의 마지막 보루, 암(癌)의 발병과 치료는?

014 불임과 난임을 극복하고 안전한 임신과 출산도 음식체질 식사법으로 가능하다

015 체질식을 하면서 특정 음식을 먹지 않으면 죽나요?

016 음식체질 구분법으로 치료하는 방법

017 요요 없는 다이어트 비만 치료법은?

018 침, 뜸, 부항, 사혈, 마사지는 모두에게 맞는가?

PART
13

오장육부에 따른 대표적인 증상:
육부의 음 증상과 양 증상에 따른 설명

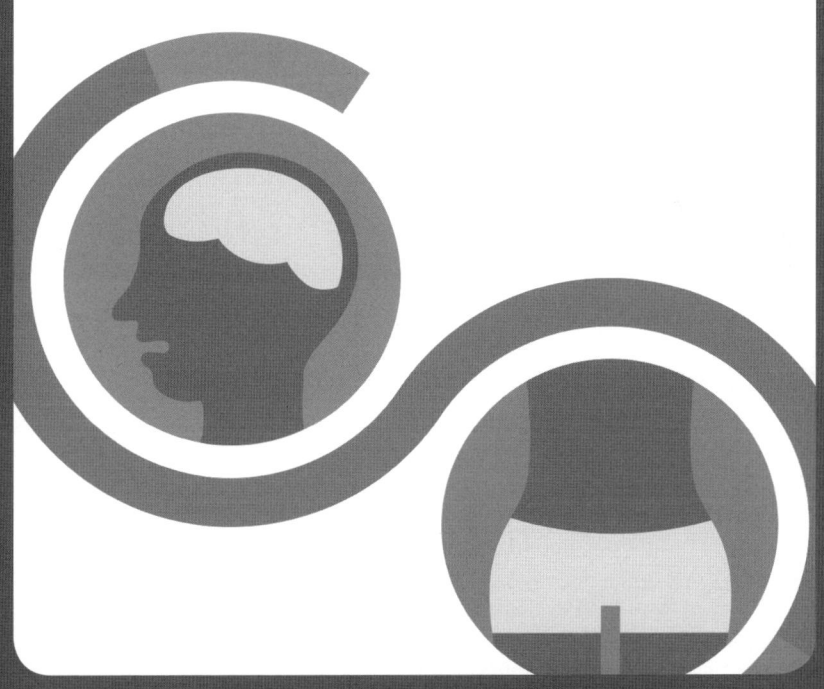

오장육부의 기능에 따라 지나친 발산을 통해 소모적인 증상이 지속될 때 일어나는 '양 증상'과, 흐름의 정체로 인해 기능이 저하되는 증상으로 일어나는 '음 증상'으로 구분했다. 각 오장육부에 따른 대표적인 증상을 쉽게 나열하여 설명하는 방식으로, 실제 임상을 통해 알게 된 경험을 나누고자 한다.

001 ▶ 간의 증상: 양쪽 어깨가 무겁고 아프세요?

목(木)의 음 장부인 간과 양쪽 어깨는 밀접해서, 양쪽 어깨가 무겁고 아프며 등 결림 증상이 지속적으로 일어나고 있다면, 간 기능이 약해져 있다는 것을 알 수 있다. 통상적으로 양쪽 어깨가 결리고 무거운 분들은 만성적 피로감으로 아침에 일어나기도 힘들고 늘 잠이 부족한 느낌을 갖게 된다. 또 머리에 에너지를 제대로 공급하지 못하므로, 두통을 비롯하여 두뇌 회전이 어려워 업무 능력이 현저히 떨어지는 상황을 겪게 된다.

현대인은 과하고 불필요한 음식 섭취와 음주, 흡연으로 간에서 해독 및 분해해야 하는 물질들이 너무 많다. 그래서 늘 간은 바쁘게 움직이지만, 좀처럼 피로로 쌓인 찌꺼기와 독소를 완벽히 해결하지 못한다. 그만큼 간의 역할은 커졌으나, 회복할 시간과 기회는 주어지지 않는 어려운 상태라는 것이다.

간은 해독, 분해 흡수, 혈액 생성, 소화액(담즙) 생성, 피로회복 및 신체 기능의 준비를 주관하는 영양분을 재생산·분배하는 조립 공장과 같은 기능을 담당하고 있다. 이는 모든 신체 장부에 물자 보급을 맡고 있는 장부로서의 기능이다. 그러므로 영양 공급이 제대로 이루어지지 않으면, 여러 가지 기능 장부들이 제대로 움직이지 못하고 경직되기 마련이다.

　필자가 오랫동안 연구, 임상한 결과, 간의 기능적인 부분에서 양의 증상과 음의 증상으로 나누는데, 증상은 다음과 같다.

① **음 증상:**

> 　간에 과다한 에너지가 공급되거나 쌓인 에너지가 소모가 안 될 때-지방간, 담석 증상, 갑상선 저하증 등이다. 음 증상은 차가운 기운이 강하여 심장의 에너지가 약하고 혈액순환이 잘 되지 않을 때 일어난다. 이러한 경우엔 심장과 혈액순환에 좋은 음식을 섭취하고, 신장 방광에 좋은 음식을 금지하면 개선이 가능하다.

② **양 증상:**

> 　간에 에너지가 공급되지 않거나 지나치게 에너지가 소모될 때-간염을 비롯한 염증 증상을 일으킨다. 양 증상은 심장의 에너지가 강하고 혈액순환이 지나쳐 에너지 소모가 과도할 때 일어난다. 이러한 경우 심장과 혈액순환을 돕는 음식은 금지하고, 신장·방광에 좋은 음식을 섭취하면 개선된다.
> 　간은 심리적으로 의지와 의욕을 주어 희망과 회복을 통해 안정감을 주는 장부이다.

> 급작스런 상황에 쓰는 말 중에 '간담이 서늘하다'거나 '간 떨어질 뻔했다'라는 옛 말이 있다. 간이 약하면 잘 놀라고 불안함과 안정감이 부족한 것이 표면적으로 나타나기 때문이다. 따라서 간의 음적 기능과 양적 기능이 원활할 때 안정된 심리를 유지할 수 있다. 현대인의 자살률이 높고 심리적 불안 증상이나 과잉행동장애와 우울증이 많은 것은 이런 맥락에서 이해할 수 있을 것이다.

002 담(쓸개)의 증상: 추위와 더위를 쉽게 느끼고, 오싹오싹한 오한(惡寒) 증상이 많으신가요?

목의 양장부인 담(쓸개)의 기능이 약하면 온도조절 기능이 약하여, 늘 추위와 더위를 쉽게 느낄 수 있다. 그리고 예로부터 담이 약하면 행동의 실행력이 약하고 제약이 심하여, '담력이 약하다' 하여 무서움이라는 공포를 극복하는 힘이 없다고 한다. 따라서 담의 기능이 약한 사람일수록 위험한 스포츠에 대한 부담이 많고, 운동에 대한 두려움과 새로운 일에 대한 부담이 크다. 이런 사람은 절대 위험성이 강한 번지점프 같은 익스트림 스포츠를 해선 안 된다. 담의 과한 자극과 충격은 심장에 무리를 주어 극한 지경에 이르게 할 수 있기 때문이다.

담이 강한 사람들은 무서움이 적고 두려움이 없으며 용감한 것이 특징이다. 또한 행동이 빠르고 과감하다. 하지만 약한 사람들은 반대의 성향을 갖게 된다. 담이 강하면 온도조절 능력이 뛰어나서 추위와 더위를 이기는 힘이 강하다. 예를 들어 히말라야 등반을 하는 등산가 중에 담이 강한 사람이 있다면, 추위를 견디는 힘이 강하여 웬만한 추위에 절대 얼어 죽거나 하지 않으며, 추위로 인한 병증에서 이겨 낼 힘이 있을 것이다. 하지만 반대인 경우는 작은 추위에도 힘든 상황이 될 수 있다는 것이다.

강한 햇빛에 노출되더라도 견디는 힘이 강해서, 자신의 몸에 열을 잘 분산시키는 힘도 강하다. 학창시절이나 군대생활을 할 때 운동장에서 강한 햇빛을 견디지 못하고 쓰러지는 사람을 본 적이 있을 것이다. 이러한 부류가 자신이 원하지 않아도 담 기능이 약하여 일어나는 전형적인 현상이다. 이처럼 중요한 기능을 갖고 있는 신체 장부인 담(쓸개)에 문제가 생겨 떼어 내는 사람들을 만나게 된다. 참으로 안타까운 상황이다. 몸에 중요한 장부인데 기능이 상실되니, 얼마나 힘겨운 상황이 되겠는가?

옛말 중에 '쓸개 빠진 놈'이란 표현을 들어 본 적 있을 것이다. 그것은 두려움이 많아 일을 제대로 못해서 전전긍긍하고, 이래도 저래도 아무 반응이 없는 상태를 의미한다. 옛 선인들의 지혜는 이미 우리가 쓰고 있는 언어 가운데 밀접하게 표현되고 있다. 그 말을 듣는 것은 해당하는 사람이 해당 장부가 약한 증상과 행동을 보이기 때문이다.

특히 쓸개의 중요한 역할은 췌장과 함께 소화액을 분비하여 십이지장에 보내 주어 음식물과 혼합되는 일이다. 그래서 소장에서 영양소를 잘 흡수하도록 돕는 장부다. 그러나 기능이 약하여 영양 흡수를 돕지 못한다면 당연히 몸에 에너지를 공급하지 못하니, 늘 힘이 없고 활동력이 떨어진다.

현대인의 담(쓸개)은 매우 힘들다. 과한 식사량과 야식, 포식 등에 의해 매우 다양한 음식을 분해하여 처리해야 하는 상황이다. 종종 과식이나 맞지 않는 음식으로 인해 과부하가 걸리는데, 보통은 체하는 증상과 소화불량 증세이지만, 근래에는 심각한 증세로 인해 기능이 상실되어 수술을 통해 쓸개를 떼어 내는 지경에 이르기도 한다. 쓸개를 떼어 내면 현저히 식욕이 저하되고 소화력이 떨어진다. 간에서 제공되는 쓸개즙을 모아 둘 담낭이 없으므로 과식을 하면 몸이 견디기 힘들다. 자신에게 맞는 식사를 하지 못하면 더욱 힘든 것은 당연한 일이다.

  담(쓸개)은 소화액 분비, 온도 조절, 환경 적응의 역할을 하고, 해당 기능에 의해 심장에 영향을 주며, 간의 기능과 연관성이 깊다. 이러한 기능은 신체 외부로 느껴지는 환경 변화에 적응하고 대응하는 매우 중요한 역할을 하며, 담의 신호에 따라 심장의 기능에 영향을 많이 주게 된다. 특히 심장의 박동 수를 결정하고, 몸의 온도가 높으면 심장을 느리게 뛰게 하고, 몸의 온도가 낮아지면 빨리 뛰게 하여 체온을 유지하고 온도를 조절하는 기능을 맡고 있다. 담의 기능이 약해지면 어떠한 증상이 나타나는지 알아보자.

① **음 증상:**

> 담에 과다한 에너지가 공급되거나 쌓인 에너지가 소모가 안 될 때- 담부종, 결석 증상, 갑상선 항진증. 음 증상은 간에서 쓸개즙의 공급이 과하게 쌓이지만 소모되지 않을 때 일어난다. 이런 경우엔 심장과 혈액순환에 좋은 음식을 섭취함으로써 개선이 가능하며, 간에 좋은 음식을 금지하면 개선이 가능하다.

② 양 증상:

담에 에너지가 공급되지 않거나 과다한 에너지가 소모될 때 -담염을 비롯한 염증 증상. 양 증상은 소화액 소모가 과하고 이를 보완하는 간에서 소화액이 공급이 원활하지 않을 때 일어난다. 이런 경우엔 간에 좋은 음식을 섭취하여 소화액 공급이 잘 되도록 하고 에너지를 소모를 시키는 심장과 혈액순환에 좋은 음식, 그리고 소화력을 좋게 하는 음식물은 금지하는 것이 바람직하다.

담에 문제가 생기면 초기엔 체온 조절이 매우 힘들게 된다. 그래서 움츠러들고 늘 추위와 더위에 스트레스를 받는다. 추위와 더위를 못 견디는 분들은 담의 병증을 의심해야 한다. 특히 담이 약하면 소화되는 음식물의 사전 처리가 되지 않아 소화력에 어려움을 겪게 되고, 기본적으로 영양 공급에 차질이 생긴다. 실행 실천이 안 되고 의기소침하여 심리적으로도 약해지고, 과감한 행동에 제약을 받게 되므로 전반적으로 위축된다. 나 자신이 예전에 비해 심리적으로 급작스럽게 과한 행동이나 감정표출 반대로 위축된 행동이나 우울감이 일어나 심한 변화가 있다면, 한 번쯤 의심해 봐야 한다.

003 ▶ 심장의 증상: 손이나 손목이 잘 붓고 저림 증상이 있나요?

손이나 손목이 잘 붓고 저림 증상이 있으며, 손에 힘이 없어 물건을 자주 떨어뜨리거나, 손이 매우 차거나 뜨겁거나 가려움증이 있거나, 또는 손에 땀이 차거나 피부 손상이 잘 일어나는 분들은 심장이 약하다. 특히 평소에는 안 그랬는데 물건을 자주 떨어트린다면, 심장기능의 이상 신호라고 보아도 된다.

손에 일어나는 각종 증상은 심장의 컨디션을 말해 주는 경우가 많다. 특히 새끼손가락의 저림 증상이나 무감각한 증상은 심근경색의 전조 증상이라 말할 만큼 위험을 알리는 신호이다.

심장은 매우 중요한 장부이다. 심장에 문제가 생길 때 30분 이내에 병원에 들어가지 않으면, 심장 근육이 괴사가 시작될 정도로 매우 민감한 장부 중의 하나이다. 갑자기 놀라거나, 어떤 급박한 상황이 되면 심장부터 뛰고 압박이 생긴다. 어려운 상황을 유연하게 잘 극복하고 넘기는 사람을 강심장이라 표현한다. 모든 말엔 이유가 있듯이, 감정의 기복을 통제하고 이겨 내는 힘이 심장이 주관하는 힘이다.

심장의 기능은 혈액순환, 전신 온도(에너지)순환의 조절, 영양소 공급(동맥), 노폐물 처리(정맥)로서, 전체 장부와 기능적으로 연계하여 생명을 유지하는 매우 중요한 장부다.

① **음 증상:**

> 심장에 과다한 에너지가 공급되거나 쌓인 에너지가 소모되지 않을 때 심장 통증, 심장 근육경화 등이 발생한다. 심장을 통한 혈액 공급이 원활하지 않고, 제한된 반응으로 인해 심장 벌렁거림과 두근거림이 나타나며, 심한 경우엔 가슴 통증을 유발한다. 대부분 극도의 감정적 충격이나 외부의 급격한 변화를 이겨 내는 힘이 약하고, 작은 현상에도 쉽게 놀라며 긴장하게 된다.

② **양 증상:**

> 심장에 에너지가 공급되지 않거나 과다한 에너지가 소모될 때, 심장과 혈액 흐름의 과한 작동으로 몸 전체가 붉은색을 띠기도 한다. 얼굴엔 항상 홍조가 있고, 감정 표현을 잘하거나 또는 화를 잘 내며, 조건이 좋지 않을 경우에는 소리를 지르는 등 과민한 반응을 할 수 있다. 특히 지나친 양 증상은 머리에 혈액을 과다하게 공급하여 생각을 논리적으로 하지 못하게 하고, 즉흥적이며 같은 실수를 반복하기도 하며, 기억력이 현저하게 떨어져 늘 일의 우선순위가 없이 우왕좌왕하는 경우가 많다.
>
> 식은땀이 잘 나거나 손과 팔의 저림 증상과 떨림 증상이 있다면, 심장질환을 의심해야 한다.

새끼손가락부터 팔꿈치까지 연결되어 저리거나 통증이 있고 감각이 둔해지는 증상은 심장 질환의 전조 증상이라고 봐도 된다. 불면증이나 잠을 장시간 못 이루게 되거나, 밤샘 작업 시에 가슴이 먹먹해지는 등 해당 증상이 있다면, 몸의 휴식을 충분히 하고 체질에 맞는 음식을 섭취하여 보완해야 한다.

양 증상이 잘 나타나는 사람들은 한겨울에 등산이나 과도한 운동을 하면서 급히 몰아 숨을 쉬면, 찬 바람이 폐에 들어오고 심장에 충격을 주어 심장마비가 일어나기도 한다. 종종 뉴스에서 나오는, 한겨울에 조기 축구나 등산을 하다가 사망하는 사건이 이런 경우이다. 뜨거운 컵에 차가운 물을 붓거나 차가운 컵에 뜨거운 물을 부었을 때 일어나는 현상처럼, 온도차가 심하면 심장이 강한 충격을 받아 멈춰 버리는 것이다. 이러한 경우에 주변인의 응급처치가 불가능하면 위험한 상황에 놓일 수 있다.

개인이 선천적 체질 상태를 모르면 심장이 약한지 강한지 알 수 없다는 것이 큰 문제다. 그로 인해 알맞은 운동이나 생활습관을 어찌해야 할지 모르게 된다. 심장은 다른 장부와 달리 가장 민감하고 생명과 직접적인 영향을 주는 중요한 장부로서 목숨과 직결되어 있으므로 자신의 체질을 알아 관리를 잘해야 한다.

004 ▶ 소장의 증상: 자주 체하시고 팔꿈치가 아프세요?

팔꿈치가 자주 저리거나 시큰거리고 아픈 분들을 상담하다 보면 음식 섭취 시 체하는 증상이 자주 일어난다. 해당 부위는 소장의 기능을 표시하는 위치로, 소장은 영양 흡수를 담당하는 중요한 기관이다. 소장이 약해지면 소화력이 현저히 떨어지고 영양 공급이 되지 않으며, 혈액이 만들어지지 않아 늘 빈혈 증상에 시달리고 공허하게 된다. 눈에 별이 보일 정도로 현기증을 느끼고 있다면, 소장의 기능이 약한 사람일 가능성이 매우 크다.

소장이 약하여 음식물의 영양소 흡수가 원활하지 않으면 배가 나온다. 복부 비만의 원인은 소장에 혈액이 공급되지 않아, 과하게 공급된 음식으로 인해 영양소를 흡수하는 힘이 약해져서 계속 정체되고 쌓이기 때문이다. 어린 시절 배가 자주 아프고 차가워지면 어머니가 배를 둥글게 비벼 주며 노래하던 기억이 있다. 이는 민간요법으로서 최고의 효과를 갖고 있다. 그 원리는 배를 비벼 따뜻한 온기를 주고 움직이게 하면 혈액이 순환되면서, 영양소를 혈액이 흡수하고 뭉쳤던 정체 현상이 풀리게 되는 원리이다. 어른이 된 지금도 나는 배가 아프면 나도 모르게 배를 손바닥으로 비벼 대며 통증을 완화시킨다. 그만큼 소장은 음식물을 담아 연동 운동을 하며 영양소를 흡수하는 중요한 역할을 한다.

소장의 원활한 영양흡수를 위해 정말 필요한 것은 혈액 공급과 따뜻한 온도다. 몸의 엔진이라 불릴 정도로 온도에 민감하고, 1도 차이로 영양 흡수 기능에 많은 차이가 난다. 배꼽을 내놓고 다니거나 배를 보호하지 않는 패션이 유행할 때면 영양 흡수 문제로 일어나는 병증이 일어날까 우려된다. 원활한 영향 흡수가 이루어지지 않으면 신체의 회복이 어려워지고, 병증에서 회복이 안 되어 중병에 시달리는 상황에 이르게 된다.

소장의 기능은 영양 분해와 흡수이다. 소장 기능이 저하되면 몸에 전반적인 영양 공급이 편중되거나 부족해져서 신체 운영이 어려워 기력이 없고, 간에 영양 공급이 부족해서 늘 피곤함이 가중되어 활력이 떨어지게 된다. 잘 먹어야 건강하다는 말은 소장이라는 장부에 해당하는 말이다.

① **음 증상:**

> 장에 과한 에너지가 공급되거나 쌓인 에너지가 소모되지 않을 때, 영양 흡수 분해 및 흡수 장애로 인해 생기는 영양실조와 빈혈 등의 증상, 그리고 자주 체하는 증상이 대표적이다. 소장에 에너지가 정체된다는 것은 음식물에서 영양 흡수가 안 되고 정체되어 있는 상태를 말한다. 소장 급격히 차가워지면 가스도 차고 물이 찬 듯하며 설사까지 유발된다. 또한 소장 기능이 약해지면 통상적으로 배가 나온다. 즉 체지방이 늘어나는 것이다. 혈액 공급이 안 되는 문제로 보통 일어나므로, 배가 나오는 사람들이 심장이 약한 경우가 많은 것도 이런 점 때문이다.
>
> 혈액순환이 잘되고 소장에 혈액 공급이 잘되어 배가 따뜻해지고 영양 흡수가 잘되면, 배는 자연스럽게 체지방이 분해되어 들어가게 되고, 헛배 부른 듯한 증상은 사라진다.

② 양 증상:

소장에 에너지가 공급되지 않거나 과한 에너지가 소모될 때 영양 흡수 과다, 체내 유해 영양분 과다로 인한 독소 증가, 폭식과 과식으로 인한 불균형 영양 상태를 만든다. 또 각종 염증과 피부에 나타나는 각종 여드름을 비롯한 아토피의 근원이 된다.

특히 소장의 양 증상은 초반에 식욕 억제가 되지 않고 과식을 통해 비만에 이르게 하고, 후에는 음 증상으로 급격히 바뀌어 소화불량 상태로 변한다. 소장의 과다한 영향 섭취는 대장 기능에도 영향을 준다. 임상적으로 볼 때 소장 기능이 강한 사람들은 대장의 변비 증세가 장기간 오게 되고, 해당 변비가 대장암으로 발전하는 사례가 많았다.

소장은 인체에 엔진과 같은 장부여서 연료를 태워 각 기관에 에너지로 만들어 주는 아주 기본적인 행위를 하지만, 매우 중요한 기능을 갖고 있다. '먹어야 산다'라는 말처럼 먹어서 소화되어 흡수가 안 되면 신체는 약화된다. 현대사회는 과잉 영양 섭취로 인한 병증이 많아지고 있다. 또한 편식이나 편중된 식습관에 의한 영양 불균형으로 인해, 특정 영양은 과다하고 특정 영양은 부족한 극심한 영양소 불균형 상태에 이르게 된다. 그것은 신체 균형과 관계가 깊어서, 신체 발달과 모양에도 많은 영향을 준다.

특히 성장기에 영양 섭취의 불균형은 발육에 큰 문제를 주기 때문에, 선천체질에 맞는 영양 섭취가 매우 중요하다. 최근 성 조숙증이나 과체중을 비롯한 고도비만 등이 사회문제가 이유도 이러한 점과 관련이 있다.

> 체력적으로 예전 세대와 다르게 약한 것도 그 이유라고 볼 수 있고, 오히려 적게 먹고 영양 섭취도 부족했던 세대보다 더욱 약해지는 이유라고 볼 수 있다. 극심한 영양 불균형은 극심한 신체 불균형을 유발하고, 그로 인한 심리 불균형도 연결되어 일어나기 때문에, 젊은 세대의 건전한 심리를 기대하기가 어려울 정도이다. 심리적인 문제를 선천체질에 맞게 구분하여 개선한 사례는 수도 없이 많다. 음식 섭취의 문제와 불균형은 심리 문제를 넘어 인간관계 문제까지 일으킨다는 사실을 인지하고, 가족 간에 세심한 배려와 살핌으로 개선해야 한다.

005 ▶ 비장(지라)의 증상: 멀미가 심하거나 상처가 잘 아물지 않나요?

멀미나 어지럼증이 심하거나 상처가 잘 아물지 않는 특징을 갖고 있는 사람이라면 비장(지라)의 기능이 약한 것으로 이해하면 된다.

비장의 역할 중에 가장 중요한 것은 유해 단백질로부터 세포를 보호하는 것이다. 다시 말해, 외부로부터 침입하는 세균에 대한 저항을 담당하는 백혈구를 생산하는 중요한 기관인 것이다. 그래서 비장이 약해지면 옆구리가 자주 묵직한 느낌이 들고 뻣뻣하여 불편해지며, 나아가 옆구리 비만을 유발한다. 그래서 옆구리 살이 많은 사람은 앞서 말한 멀미가 자주 일어나거나 상처 치유가 잘 안 된다는 문제가 있을 가능성이 높다는 것이다.

비장은 자가 면역력, 세균 처리, 노화 혈액 재생 및 처리, 유해 단백질 분해 등의 기능을 갖고 있고, 오행학적으로 담화(痰火)라 하여 화기(火氣)를 저장하는 기능을 갖고 있다. 담화 기능은 혈액의 기능이 원활해서 온몸에 에너지를 잘 전달하고 몸의 신체가 움직이는 데 필요한 영양분을 잘 전달하는 것이다. 이러한 기능을 갖고 있으니 온몸이 따뜻하고 체온이 비교적 높아서, 외부에서 침입하는 세균에도 저항력이 강해져 면역력이 높아진다고 이야기하는 것이다.

그 외에 비위가 약하거나 멀미가 심하고 상처가 잘 아물지 않는 여성의 경우 자궁의 기능이 약할 가능성이 크다. 이유는 혈액을 통해서 세균을 처리하는 능력이 약하므로 자궁경부와 여성기에 세균 처리가 잘 되지 않기 때문이다. 그래서 늘 여성기 질환에 시달린다. 따라서 현상에 매달려 자궁이나 여성기에 침투한 세균만을 잡는다고 해당 병증이 영원히 사라지지는 않는다. 좋은 치료 및 개선 방법은 비장의 기능을 강화하여 자궁이나 여성기를 따뜻하게 하는 것이다.

앞서 말한 각종 사례의 경우에 외부로부터 저항력이 약하고 인간관계에 대한 수용 능력이 약하여 포용적이지 못한 성품이 나타나기도 한다. 옛말에 '지랄병'이라는 게 이런 병을 일컫는다. 그도 그럴 것이, 몸에 세균이 퍼져 제대로 기능을 못 하니 몸에서 난리가 날 것이고, 이는 소위 지랄을 하는 상황으로 이르게 한다는 것이다.

옛날에 이질이라 하여 심한 설사를 하면서 죽는 병이 유행할 때면, 비장이 약한 사람들이 주로 감염되고 쉽게 병증에 노출되었다. 그래서 수많은 사람들이 죽었다. 요즘으로 말하면 장염인데, 세균을 처리하는 비장의 기능이 약할수록 장염에 잘 걸릴 수밖에 없다.

① **음 증상:**

> 비장에 과다한 에너지가 공급되거나 쌓인 에너지가 소모되지 않을 때, 백혈병을 비롯한 자가 면역 질환과 임파에 오는 병증을 비롯한 신체 내 출혈 등이 나타난다. 비장에 과다한 에너지는 비장이 감당하지 못할 만큼의 세균이 침투하는 식습관 때문이다. 지나치게 많이 먹는 습관을 갖고 있거나 위생이 불결한 생활을 할 때 특히 증상이 나타날 우려가 많다.
>
> 비장이 지나치게 강할 때의 증상은 백혈구를 과다 생산하여, 신체 내에 세균 침투 시 민감한 반응을 한다는 것이고, 그에 따라 신체 각 장부에 염증을 유발한다. 또한 신체 내부의 온도를 필요 이상으로 높여 영양분이 머무르지 못하게 한다. 특히 단백질을 분해하는 힘이 강해지면 근육 형성에 악영향을 주므로 허약해지고 신체가 마른 체형이 된다. 그래서 극심하게 열증이 많고 마른 체형들이 백혈병이나 혈액암에 잘 걸리는 것도 이러한 이유라고 볼 수 있다. 특히 힘든 육체노동이나 운동을 할 경우 탈진이 일어나거나 온몸에 근육통이 심한 이유이기도 하다.

② 양 증상:

비장에 에너지 공급이 되지 않거나 과한 에너지가 소모될 때, 세균 처리가 안 되어 세균 감염이 잘되고, 노화 혈액 재생이 안 되어 혈행이 나빠지며, 피부 발진이나 염증이 자주 나타나고, 대상포진에 잘 걸리는 구조를 말한다. 특히 유해 단백질을 처리하지 못하므로 단백질 변이에 의한 용종이나 암 발병이 잘되는 원인이 될 수 있다. 여성인 경우 자궁이 약하여 차갑고 임신이 잘 되지 않으며, 생리통이 극심하고 냉대하가 자주 생기는 구조가 되기도 한다. 전반적으로 자가 면역 기능이 약한 유형으로서, 멀미도 심하고 비위도 약하여 자주 구토와 설사를 하게 된다. 특히 자주 유산을 하는 경우엔 비장이 약한 경우가 종종 있으므로 체질적인 보완이 필요하다.

앞서 말한 대로 멀미를 잘 하는 여성은 자궁도 약하여 생리통이 심한 것이다. 또한 임신을 하더라도 입덧이 심한 경우가 많은데, 이런 경우엔 철저한 선천체질을 분석을 통한 음식체질 구분법이 도움이 된다. 태아와 산모의 건강을 위해서라도 반드시 음식 구분을 통해 보완하여 안전하고 건강한 출산을 하는 것이 바람직하다.

현대 의학으로는 지금까지 입덧을 해결하지 못하고 있는데, 해당 부분은 선천체질을 알아 음식을 구분하게 되면 충분히 해결되고, 태아의 안정성을 높여 주어 유산이나 조산을 방지하고 임신의 안정성도 높일 수 있다. 특히 불임에 대해서도 해결을 많이 한 경험으로 미루어 볼 때, 매우 중요한 부분이 아닐 수 없다.

③ 오장육부별 불임과 난임, 난산의 원인

(1) 간담이 약하면 몸이 차고 산성화되어 임신이 어렵다. 온도를 끌어 올리는 힘이 약하기 때문이다.
(2) 심장·소장이 약하면 영양 공급이 약하여 유산하기 쉽다. 성장에 도움이 되는 영양공급이 안 되기 때문이다.
(3) 비위가 약하면 임신 중독이나 입덧이 심하며, 자궁이 약하여 조산하거나 태아가 약해진다. 세균감염이나 저항력이 떨어져 쉽게 감염이 되기 때문이다.
(4) 폐·대장이 약하면 산소와 체액이 부족하여 순산이 어렵고 난산이 되기 쉽다. 출산 시 몸의 근육을 이완하는데 어려움이 많고 산소공급이 원활히 되지 않아 혈액상태가 좋지 않기 때문이다.
(5) 신장·방광이 약하면 수유기에 모유가 잘 나오지 않는다. 몸에 체액이 부족하여 수유를 위한 체액을 만들어 내는 힘이 약하기 때문이다.

이처럼 비장은 참으로 중요한 장부이고, 체질적으로 약한 사람은 관리를 잘해야 할 장부이다. 특히 앞서 말한 대로 음 장부는 생명을 유지하는 장부로서 병증에 민감하다. 나의 몸 상태를 정확히 알아 스스로 음식으로 통해 잘 관리해야 한다.

006 ▶ 위장 및 근육의 증상: 몸살이 자주 오고 근육이 아픈가요?

몸살이 자주 오고 근육이 아프다면, 위장의 문제를 의심해야 한다. 위장은 우리 몸의 장부 중에 가장 강한 근육을 갖고 있다고 해도 과언이 아니다. 강한 산도에 녹는 음식물들을 보관하는 장부로서, 모든 음식물을 녹이는 용광로 같은 역할을 한다.

근육이 발달해야만 혈액에서 공급되는 에너지를 받아 힘으로 전환하여 사용을 잘할 수 있다. 다시 말해, 아무리 영양분을 제공하고 에너지를 제공해도 근육이 발달하지 않으면 힘으로 전환되지 않는다는 것이다. 위장이 강하여 많이 먹고 소화를 잘 시키는 사람들은 대부분 근육이 발달한 사람들이다. 많은 양의 음식물을 담을 수 있고 소화하며, 근육에 영양분을 충분하게 전달하기 때문이다. 반대로 위장이 약하여 적게 먹는 사람들은 근육이 약하고 잘 발달되어 있지 않다. 그만큼 에너지 대사 능력이 약하고, 힘으로 전환하지 못하는 체질인 것이다.

대식가 또는 많이 먹는 사람들을 소위 '위대하신 분'이라고 농담하기도 하지만, 대부분 근육이 발달한 사람들이 위대하신 분들에 속한다. 근육 발달형 체형을 소유한 사람들은 많이 먹는 대신 많은 소비를 해야 한다. 육체적 노동과 운동을 통해서 일정량의 에너지를 쏟아 내지 않으면, 고스란히 몸에 남아 독소로 작용하고, 찌꺼기가 되어 몸 여기저기에 문제를 야기한다. 그래서 몸이 찌뿌둥하여 운동을 해야만 몸이 풀리는 체질들, 근육통이 오면 오히려 운동으로 풀어야 하는 체질들이 이에 속한다.

근육이 발달할수록 그만큼 근육을 사용하지 않으면, 반대로 근육 문제로 발전한다. 경화증이라 하여 근육이 굳어지는 증상이나, 특정 부위가 뻣뻣해지거나 근육을 지탱하는 힘줄이 약화되어 파열되는 등의 어려움을 겪는다. 체질적으로 근육 발달형 사람들은 살결이 부드럽지 않고 둔탁하며 단단하다. 해당 근육을 운동을 통해서 자주 풀어 주어, 근육의 찌꺼기를 땀이나 체열 발산으로 풀어내야 한다. 찌꺼기와 독소, 또는 에너지가 과다하게 몰려 머무르면 자연스럽게 몸에서는 몸살이라는 것을 일으키게 되고, 근육 통증을 유발하여 높은 발열과 땀 배출, 통증을 통해서 해독하여 근육의 독소를 풀게 된다. 해당 증상이 오기 전에 일정하고 알맞고 균형 있게 운동하여 근육에 독소가 쌓이지 않게 하는 것이 바람직하다.

여성은 난소와 유방이 발달한 체형이 많고, 단단한 체형이므로 운동선수와 같은 느낌이 많다. 남성은 전립선과 근육이 발달하는 체형으로서, 오히려 과도한 사용으로 화를 부를 수도 있으니 유념해야 한다.

① **음 증상:**

> 위장에 과다한 에너지가 공급되거나 쌓인 에너지가 소모되지 않을 때, 소화불량과 더불어 위염 질환이 발생할 수 있으니 유념해야 한다. 특히 트림을 자주 하거나 위장에 가스가 많이 차는 체질들은 음식 조절이 매우 중요하다. 단백질 대사가 매우 좋은 구조이므로 지나친 단백질 섭취는 오히려 몸에 해가 된다. 지나친 음식섭취는 오히려 위장장애나 위염 등을 일으키게 되는 것이다.

이런 경우 단백질 섭취보다는 섬유질 섭취를 자주 하여 근육 경화를 막고 부드럽게 해야 하며, 근육 사용 시 나오는 젖산을 최대한 줄여 해소해야 한다.

유해산소라는 활성산소가 많이 발생하는 것도 특징이어서, 염증 반응이 피부 표면까지 올라오게 되면 식습관이 매우 좋지 않다는 증거이므로, 자신의 선천체질을 확인해야 한다.

② 양 증상:

위장에 에너지가 공급되지 않거나 과다한 에너지가 소모될 때 근육이 약하고 소화력이 약한 체질들이 대부분이며, 과식 자체가 부담스러운 성향을 갖고 있다. 그래서 특정 음식을 편식하여 영양 불균형이 있을 수 있고, 근육에 힘이 없고 뻣뻣하여 탄력이 없는 것이 특징이다. 나이 들수록 근육에 탄력이 없으므로 주름이 많이 생기고 수분이나 영양공급이 잘 되지 않아 피부가 건조해진다.

또한 까다로운 성향으로 인해 음식에 대한 민감한 반응도 자주 일어나고, 그로 인해 단백질 흡수가 어려워지면 뼈와 연골계를 지탱하는 근육이 약화되어 관절염이나 척추 디스크가 약해져 허리 통증을 쉽게 느끼게 된다. 척추의 문제라기보단 척추나 연골 뼈마디를 지탱하는 근육이 약한 탓에 오는 증상이므로, 체형과는 관계없이 일어나는 증상이다.

근래에 허리 디스크 수술이나 관절 수술을 유행처럼 하고 있으나, 근본적인 치료가 되지 못하고 재발을 한다. 일정 기간 후에 더 악화되고 수술을 반복하게 만들며, 최후에는 디스크로 인공 관절을 쓰게 되고, 순차적으로 약화되어 최종적으로 거동조차 못 하는 지경에 이르는 것이 이러한 이유이다. 특히 걷지 않는 현대인의 생활방식이 더욱 질병을 크게 하고 있다. 많은 허리 병 환자들은 걷기로 코어근육에 순환을 도와 회복되기도 한다. 하지만 쉽게 수술로 해결하려 한다면 더욱 몸이 회복되기 힘들어진다.

이러한 부분은 먼저 식습관이나 생활습관으로 선행 예방 치유가 되지 않으면 재발은 불가피하며, 늘 위험에 노출되기 마련이다. 이런 면에서 우리의 식습관이 얼마나 중요한지 모른다. 얼마나 많은 사람들이 잘못된 식습관으로 인한 병증에 시달리며, 해결되지 않는 병증에 매달려 수많은 시간과 물질을 낭비하고 있는지, 안타까울 따름이다. 빨리 모든 사람이 자신의 체질에 맞는 식습관을 통해 건강한 사회가 되길 바란다.

007 폐의 증상: 기침을 자주 하고, 피부에 뾰루지가 자주 생기나요?

기침을 자주 하고 피부에 염증이 자주 생기는 사람은 폐 기능에 대한 점검이 필요하다. 폐는 공기 중 산소를 섬세하게 분리하여 흡수하고 혈액에 실어 준다. 반대로 혈액이 실어 온 이산화탄소를 체외로 배출하는 기능을 한다. 폐의 산소 흡수는 매우 중요하다. 특히 산소가 일정량 혈액에 존재하지 않으면, 혈액은 부패하는 폐혈증이 시작된다.

메르스나 코로나19와 같은 유행성 독감이 창궐한다거나, 일본 뇌염모기로 인한 독감 바이러스성 등 고위험 유행병이 문제되는 점이 이러하다. 일단 호흡기가 약화되고 산소 공급이 약해지면 혈액이 부패되고, 혈액이 부패되면 해당 부패된 혈액을 병균으로 인식한 몸은 백혈구를 통해 파괴를 시작한다. 염증으로 인해 고열이 나면서 파괴된 혈액들은 신장을 통해 필터링 되어 배출되는데, 너무 많이 부패하여 괴사가 이루어지면 신장이 필터링하다가 포기하는 지경에 이른다. 이것이 바로 패혈증인데, 유행성 독감 바이러스가 점증적으로 진행되어 해당 상황을 유발하기 때문에 치명적이다. 특히 폐 기능과 비장 기능, 신장 기능이 약한 노약자 계층이 위험하고 심혈관계 환자와 당뇨 환자처럼 기저질환자가 위험했던 것이 이런 이유이다.

한창 메르스가 유행할 때 운영하는 국제자연치유협회 이름으로 배포했던 내용을 알려 드리고자 한다.

메르스 바이러스 예방법을 선천체질학적 접근을 통해 알려 드립니다. 아래의 내용을 충분히 읽어 보시고 이해하시기 바랍니다.

최우선은 피곤하게 지내시면 안 됩니다. 피곤하여 기관지가 건조해지면 메르스 바이러스 침투가 쉬워집니다. 일찍 귀가하시고, 충분한 영양 섭취와 휴식과 숙면을 취하시길 바랍니다.

① **메르스 바이러스의 태생**

> 해당 바이러스는 건조한 사막 기후에서 왔습니다. 기후학적, 온도학적 관점으로 볼 때 건조한 토양, 즉 양토(陽土)의 기후에 단백질 에너지 형태로 태어났습니다. 설명을 드리자면, 고온 건조함에 적합한 기능으로 태어난 바이러스입니다. 따라서 차갑고 습한 환경에 약하다는 결과를 얻어 낼 수 있습니다.
>
> 우려되는 것은, 우리나라가 여름으로 가는 계절이라 급격히 확산될 수 있다는 것입니다. 이런 상황에서 매우 안타깝게 느껴집니다.

② 1차적으로 호흡기에 작용합니다

증상은 감기 증세를 시작으로 고열로 진행됩니다. 호흡기 장부를 통해 산소 공급이 원활치 못하면, 혈액에 산소 공급이 부족하여 몸에 열이 오르게 됩니다.

호흡기는 기관지를 포함한 폐까지의 장부를 말합니다. 해당 장부의 상태가 강하고 촉촉한 상태에서는 메르스 바이러스 침투가 어렵고, 설사 침투한다 해도 습한 기관지 경로를 지나 폐까지 침투하여 혈액에 감염되기란 쉽지 않습니다.

따라서 폐와 기관지가 평소 건조하고 약한 체질로 태어난 분들은 유의해야 하며, 호흡기로 노출 시 폐까지 전달되어 혈액에 침투가 빠르게 진행되므로, 감염 가능성이 매우 높다고 볼 수 있습니다.

호흡기 장부의 기능을 강화하고, 감염을 막는 음식을 보충하여, 기관지와 폐의 촉촉함을 유지하여 점막을 튼튼히 해야 합니다. 좋은 음식으로는 식이섬유가 풍부한 음식인 고구마, 배추, 견과류, 포도, 단감, 배, 우유, 치즈, 밀가루 식품류 등이 있으며, 가장 좋은 먹거리로는 플레인 요거트를 섭취하여 점막을 촉촉하게 하면 도움이 되리라 봅니다.

마스크 착용 또한 호흡기 점막을 촉촉하게 하므로 바이러스 침투를 방해하는 좋은 예방책이 됩니다.

③ 2차적으로 급성 신부전증 증세를 나타냅니다

혈액에 산소 공급이 되지 않으면 유해산소량이 증가하여 인체 구조체인 단백질, 아미노산을 파괴하여 혈액 자체가 부패하기 시작합니다. 이때 상당히 고열 증상이 수반되며, 몸에 열증이 심하게 나타납니다. 열이 높아지면 단백질 세포들이 굳어지고 기능이 상실되기 시작합니다.

이러한 혈액을 필터링하는 장부가 신장인데, 혈액의 노폐물을 처리하는 한계점이 급히 오게 되고, 급성 신부전증이 유발되는 순서를 밟게 됩니다.

급성 신부전증이 오게 되면 더더욱 혈액은 부패를 빠르게 진행하게 되고, 혈액 흐름이 급격히 저하됩니다. 이를 두고 패혈증 증세라 하며, 해당 증상이 나타나면 생명이 위험하게 됩니다.

이러한 증상을 막고자 한다면, 산소 공급을 원활하게 하고 혈액 부패를 막아야 합니다. 산소 공급을 하는 방법 중에 가장 좋은 것은 맑은 공기를 심호흡을 통해 유입시키는 것입니다. 또한 좋은 물을 섭취하여 미네랄을 통해 산소 공급을 헤야 합니다. 최근 수소수와 수소약 등이 나오는데, 해당 제품을 구매하여 사용하면 도움이 되겠습니다.

신장에 좋은 음식으로는 해산물류 중에 조개류와 바다를 기어 다니는 생물이 있으며, 대표적으로 낙지, 문어, 게, 주꾸미, 꽃게, 가재, 전복, 소라, 해삼, 멍게, 개불, 바다장어 등과, 키토산이 많은 음식들과 알로에, 오메가3 등이 해당되겠습니다.

④ 단백질 부패를 막고 열증을 흡수하는 비장을 보호해야 합니다

　　세균이 들어오면 막는 것이 백혈구입니다. 백혈구 생성을 하는 장부는 비장(지라)이라 하는 장부인데, 부패된 혈액을 제거하고 재생하는 역할도 합니다. 또한 유해 단백질을 처리하는 기능도 있습니다.
　　혈액에 유해산소가 증가되면 단백질 구조의 혈액들이 파괴되고, 그로 인한 혈액 속 찌꺼기를 처리하기에 비장이 매우 바빠지게 됩니다. 이럴 때 파괴된 세포는 단백질 아미노산 구조로 되어 있어서 중요한 구성 물질입니다. 단백질 아미노산이 부족해지면 혈액을 재생하고 보호하기가 힘들어집니다. 또한 혈액의 부패로 인한 열증을 막고 청결하게 하지도 못하게 됩니다. 그렇기 때문에 단백질 아미노산은 구성 물질로 매우 필요합니다.
　　대표적인 음식으로는 감자, 우엉, 보이차, 바나나, 망고, 미꾸라지, 민물고기, 굴, 장어, 된장을 비롯한 콩류, 계란 또는 계란으로 만든 식품, 양고기 등이며, 단백질 구조이지만 빠르게 아미노산 형태로 바뀐 것들을 말합니다. 마요네즈라는 식품이 이에 해당합니다.

⑤ **결론**

메르스 바이러스에 감염이 되면, 호흡기를 통한 산소공급 부족으로 유해산소가 증가하고, 이로 인해 혈액이 부패되어 주요 세포 구성체인 단백질이 파괴됩니다. 단백질이 파괴되므로 혈액에 찌꺼기가 많아지고 혈행이 저하되며, 고열 증세와 필터링을 담당하는 신장에 문제가 발생하여 급성 신부전증이 발생합니다.

이러한 과정을 막으려면 호흡기를 튼튼히 해야 합니다. 기관지 점막을 촉촉하게 하고, 폐를 보호하여 산소 유입을 원활하게 해야 합니다. 그래야 혈액이 청결하고, 원활한 대사 기능이라 불리는 면역 기능이 증가됩니다.

초기 감기 증세가 일어나면 이미 폐를 통해 혈액 감염을 의심해야 하며, 몸은 그것을 해결하기 위해 안간힘을 씁니다. 이때 도움이 되는 것은 미네랄 섭취와 산소 공급입니다. 빨리 혈액 상태가 좋아지도록 씻어 낼 수 있는 매개체를 공급해야 하는 것입니다. 이때 파괴된 단백질 구조를 살리기 위해 필수 단백질 아미노산을 충분히 섭취해야 합니다. 그래야만 혈액 속에 기본적 구조를 회복시키고 혈행을 원활히 해서 각 기관의 괴사를 막을 수 있습니다.

신장이 필터링에 실패하여 급성 신부전증이 왔다는 것은 이미 패혈증이 시작된 것입니다. 이때는 상당히 위험합니다. 패혈증 치료를 강하게 하지 않으면 생명에 위험이 심각한 지경에 이르게 됩니다.

⑥ 당부의 말씀

> 앞서 말한 내용을 이해하시고, 충분한 휴식을 통해 기관지의 건조함을 유발하지 말아야 합니다. 건조한 목소리가 나오는 분들은 이미 기관지가 매우 건조하고 불안정한 것입니다. 기관지를 잘 보호하고, 폐의 기능을 상실되지 않도록 잘 보호해야 합니다.
>
> 모든 분들이 이 점 유념하여 건강을 지키고 생명을 지켜 안전하시길 바랍니다. 모든 생명의 보존을 위해 기도합니다. 감사합니다.
>
> — 국제자연치유협회 —

위의 내용은 메르스가 발생한 직후에 제공한 자료다. 많은 부분이 일치하고 예상했던 대로 흘러갔다. 특히 선천체질학적 입장에서 바라본 메르스는 매우 명확했고, 예방법도 적중했다. 입증되고 증명된 사례이다.

이처럼 인체의 정확한 흐름과 기능을 이해하고 자연 현상의 이치를 이해하게 되면, 많은 병증을 예방하고 치유할 수 있다. 특정한 장부에만 국한된 것이 아니라, 모든 신체 장부와 기능에 다 적용되는 것이다. 따라서 폐라는 장부가 독립적인 것이 아니라 모든 장부와 결합되어 동시성을 갖고 기능을 하듯이, 자연 만물도 동시성과 고유의 기능을 갖고 있으며, 질병일지라도 같은 질서와 규칙 안에서 작용한다. 그러므로 확실한 의학적 발전을 이루려면, 먼저 선행되어야 하는 것이 만물의 질서와 규칙성을 이해하는 것이다. 조물주의 완벽하고 신비로운 창조와 인간에게 주어진 완전한 생명체를 잘 이해한다면, 무한한 가능성을 펼칠 수 있다는 것이다. 이와는 반대로 코로나19는 냉하고 습한 환경에서 탄생한 바이러스다. 따라서 모든 차가운 것과 습한 것을 통해 전파되고 변이하며 체내 침투 시 호흡기부터 문제를 일으키기 시작한다. 특히 메르스는 봄·여름 생이 쉽게 감염되었다면 이와는 반대로 코로나19에는 가을·겨울 생이 취약한 특징을 갖고 있다. 주변에 사례를 임상해 보면 예방접종을 하거나 감염된 사례 중에 가을·겨울 생이 증상이 많이 나타나고 어려움을 겪는 것을 알 수 있었다. 자, 그럼 폐의 증상에 대한 설명을 계속 이어가기로 하자.

① **음 증상:**

> 폐에 과다한 에너지가 공급되거나 쌓인 에너지가 소모되지 않을 때, 폐 건조증과 피부 표면 열증으로 인한 과열 현상이 일어날 수 있다. 그로 인해 피부 표면에 각질을 유발하고, 피부 상태를 악화시켜 염증과 각종 피부질환 중 건선, 아토피, 켈로이드 피부 증상을 비롯한 백반증까지 유발할 수 있다.
>
> 선천체질학적으로 폐 기능의 과잉은 폐 기능만의 문제로 국한되어 발생하는 것이 아니라, 연결된 피부 증상이나 혈액 상태와 대장의 수분 흡수에 이르기까지 다양한 영향을 주게 된다.
>
> 특히 폐 기능이 지나치게 되면 혈액 기능이 상대적으로 떨어지고 냉각되어 혈액순환이 잘 안 되는 상황도 나오게 된다. 특히 폐 기능이 강하면 과도한 산소를 혈액에 제공하므로, 영양소가 상대적으로 부족해지는 현상도 나오거나 파괴되기도 한다.

> 폐 기능이 강해지면 상대적으로 간의 기능이 약해지므로 쉽게 피곤하고 환경변화에 민감해진다. 특히 공기가 탁하거나 좋지 못할 때 오히려 유해한 것을 폐로 유입함으로써 일어나는 문제까지 생길 수 있다.
>
> 폐 기능이 강해서 오는 병증 중에 대표적인 것이 폐렴이나 폐결핵이다. 해당 병증에 노출되지 않으려면 충분한 영양 공급을 체질에 맞게 잘 해야 한다.
>
> 지나친 산소가 혈액에 유입되는 것은 앞서 말한 대로 혈액 속 영양소 파괴로 이어질 수 있고, 영양 흡수에 어려움이 가중될수록 몸이 약화된다.

② **양 증상:**

> 폐에 에너지가 공급되지 않거나 과다한 에너지가 소모될 때, 폐 기능이 약하여 에너지 공급이 되지 않는다. 그러나 소모적일 때는 우선 숨소리부터 다르다. 짧은 호흡을 하는 사람이 이에 속하는데, 산소를 받아 내는 힘이 약하여 혈액에 충분한 산소 공급을 못하므로 혈액의 청결도에 문제가 생긴다. 다시 말해, 혈액에 유해산소(활성산소)를 증가시키므로 혈액을 통해 일하는 모든 장부들이 전반적으로 기능이 저하된다.
>
> 호흡이 짧아지는 것은 보통 노인층에서 나타나는데, 호흡이 짧을수록 수명이 짧다는 것도 이처럼 앞서 말한 내용으로 인한 것이다.

호흡법을 배우는 것이 유행할 정도로 호흡은 우리 몸에 매우 중요하다. 노래하는 사람들이 오래 사는 것은 노래를 통해 스트레스를 풀기도 하지만, 깊은 호흡을 자주 하기 때문이고, 운동을 하면 건강해지는 것도 깊은 호흡을 자주 하기 때문이다.

반대로 폐가 발달하여 지나친 호흡을 하게 되면 역효과가 나올 수 있으니, 폐가 발달한 선천체질의 사람은 유산소 운동처럼 호흡을 많이 쓰는 운동보다는 호흡을 적게 쓰는 운동이나 가벼운 운동을 하는 것이 좋다. 그만큼 호흡은 우리 일상에 매우 중요하다.

체내에 산소가 부족한 사람들이 코골이가 심하거나 무호흡 증상을 일으키는 것도 이런 이유이다. 폐가 약하여 산소 공급이 원활치 않거나 짧은 숨으로 인해 호흡이 원활치 않은 사람들이 대부분 심한 코골이 증세를 보인다.

코를 곤다고 수술하기보다는, 체질에 맞춰 식사를 바꾸면 코골이는 사라지게 된다. 해당 증세는 음식을 개선한 경험을 통해 산소 공급, 즉 식습관에 의해 코골이가 발생하거나 해결할 수 있다는 것을 임상을 통해 확인했다.

이와 같이 폐 기능에 이상 징후가 있다면 어떻게 나의 몸을 관리해야 하는지, 나의 몸에 대해 정확히 알 필요가 있다. 상담을 통해 자신의 체질을 알고 해당 각종 병증이나 불편한 증상에서 해결되는 분들을 볼 때마다 보람을 느끼는데, 그때마다 확인하게 되는 것은, 우리의 몸은 정말 신비로울 정도로 정확한 규칙과 질서에 의해 운영되고 있다는 것이다.

> 이 질서와 규칙이 어긋나게 되는 것도, 질서가 잡히는 것도 음식에 의해서라는 사실이다. 우리의 몸은 지금까지 먹음으로써 성장시켜 왔고 변해 왔다. 몸이란 말은 '모음'이라는 말에서 온 글자다. 음식을 모으고 모아서 몸이 된 것이다. 당신의 몸은 어떤 것을 모은 몸인가? 그 모은 것이 나에게 어떤 결과와 증상을 나타내고 있는가? 스스로 점검하는 기회를 이 책을 통해서 얻으시기 바란다.

008 ▶ 대장의 증상: 변비와 설사 그리고 방귀로 인해 괴롭나요?

변비와 설사가 반복되는 사람들은 대장 기능에 대한 점검이 필요하다. 특히 가스가 차고 방귀가 잦은 체질들은 대부분 대장에 습기가 차는 구조의 체질이다. 자신의 체질과 맞지 않는 음식을 섭취하면 더욱 심하다.

빈혈이 많고 심장과 혈액의 에너지가 약하면 소장에서 단백질 분해와 흡수가 되지 않은 상태로 대장까지 오게 된다. 이때 단백질이 부패하면서 심한 냄새와 가스를 일으킨다. 이때 중간균에 의해 부패균과 유산균이 적절히 조율되면 중화되지만, 부패균이 득세하는 환경, 즉 단백질이 분해되어 흡수되지 않은 상태로 대장까지 오는 환경이 조성되면, 지독한 냄새와 더불어 대장 내 가스로 인해 잦은 방귀를 일으킨다.

소장의 영양 흡수가 그만큼 중요하고, 그에 따라 대장의 상태는 변화가 크다. 소장에서 완전히 소화되고 분해된 최소 단위의 구조로 대장까지 왔을 때가 가장 이상적이다.

　섬유질을 통해서 미네랄이 흡수되어 폐에서 흡수한 산소와 미네랄 중에 포함된 수소가 혈액의 산소와 결합하면서 체내 수분이 형성되어 흡수된다. 대장은 말 그대로 우리 몸의 정수장 같은 역할을 하는 기관이다. 대부분의 체내 수분을 흡수하여 신장에 전달하고, 혈액에 필요한 체내 수분을 유지시킨다. 또한 불필요한 수분을 다시 대장에 배출하여 재흡수 하는 과정에서 지속적인 정수를 통해 미네랄을 흡수하고 혈액의 항상성을 유기하게 된다.

　이때 미네랄 흡수가 방해를 받게 되는 구조가 되면, 섬유질이 없고 단백질이나 부패가 잘 이루어지는 구조의 식품으로 인해 환경 조건이 맞지 않는 구조가 지속된다. 과한 체증이 발생하여 흡수조차 제대로 하지 못하고 배출하는 설사 증세까지 일어나게 된다. 반대로 수분이 적으면 변비 증상이 일어나고, 대장 표면에 수분이 적어서 변 덩어리가 들러붙게 되어 정체되는데, 이것이 숙변이 되고 변비가 되는 것이다.

　음식 조절에 실패하면 대장 내 수분 조절이 안 되어 변비와 설사, 그리고 방귀가 일어나는데, 이를 효과적으로 억제하는 최고 좋은 방법은 자신의 체질에 맞는 식사를 하는 것이다.

　설사와 변비가 반복되면 직장에 무리를 주기 때문에 치질이나 치핵 같은 난감한 병증도 생기게 된다. 통상적으로 치질이나 치핵은 갑자기 생기지 않는다. 치질, 치핵은 오랫동안 대장 기능의 문제로 인해 유발되는 것이 대부분이다. 현대인들은 앉아서 일하는 업무환경과 차량이용이 많아서 더욱 해당 증상을 해결하기 매우 힘들다. 주기적인 휴식과 걷는 것이 도움이 되고, 나아가서는 각종 항문 질환을 예방하는 데 도움이 된다.

　엉덩이에 습이 잘 차고 뾰루지가 잘 생기는 사람들은 특히나 음식에 따른 민감한 반응이 심하여 과민성 대장증후군에 시달릴 수 있다. 특히 대장은 모든 신경 조직과 달리 독자적인 신경을 갖고 있을 정도로 자가적인 행동을 많이 하는 특별한 기능을 갖고 있다. 다시 말해 대장은 들어온 소화 물질을 어떻게 할 것인지 독자적으로 결정 내리는 기관이다. 나의 의지대로 통제되는 기관이 아니라는 것이다. 그리고 뇌의 명령에도 반응을 하지 않는 매우 독특한 기관으로, 우리가 생각하는 것보다 상당히 민감한 장부다.

대장이 튼튼한 사람들은 자기결정 능력이 강하고 카리스마가 강하다. 그리고 생각의 힘도 강해서 위기 돌파 능력도 강하다. 해당 장부의 기능과 매우 유사한 것이 연결되어 있는 것이 증명되는 부분이다. 대장의 증상에 따라 살펴보면 아래와 같다.

① **음 증상:**

> 대장에 과다한 에너지가 공급되거나 쌓인 에너지가 소모되지 않을 때 급성 설사를 비롯한 가스 발생과 방귀 증상이 심해진다. 과민성 대장증후군이 쉽게 생기며, 증상이 자주 일어나고 부패균이 득세하여 늘 냄새가 심한 변과 방귀를 배출하게 된다.
>
> 이러한 몰림 현상을 방지하기 위해서는 소장에서 영양 흡수에 부담을 주지 않는 구조에서 식사를 해야 한다. 특히 과식이나 폭식은 금물이며, 자극적인 양념이 강한 음식은 해당 증상을 더욱 유발한다. 과한 단백질 섭취나 폐 기능의 약화로 인한 산소 공급이 부족해지면 대장 질환이 발생하게 된다.

> 그래서 흡연이 대장 질환에 직접적인 영향을 많이 주는 것은, 담배 자체의 안 좋은 성분 때문이기도 하지만, 산소를 파괴하고 소모시켜 대장 기능을 상당히 떨어뜨리기 때문이다. 따라서 대장 기능이 약한데 과한 에너지가 몰린다거나 체온이 낮아 배출이 잘 안 되는 체질은 식사량을 줄이면서 자신의 체질에 맞는 관리가 필요하다. 설사 증세와 방귀가 잦은 상태로 오랫동안 방치하게 되면 용종을 비롯한 종양성 암이 발생할 수 있기 때문이다.

② **양 증상:**

> 대장에 에너지가 공급되지 않거나 과다한 에너지가 소모될 때, 변비와 늘 배변 문제로 인해 잔변감을 느끼고 원활한 대변 활동을 못하게 된다. 특히 음식 조절에 실패하면 항문 질환으로 많은 고통을 받게 된다. 건조하고 딱딱한 큰 대변을 보면서 항문과 직장에 체내 상처가 자주 나게 되면 상처 부위로 감염되는 것이다.
>
> 적어도 설사는 해당 증상이 없지만, 변비는 항문 질환이 설사에 비해 많이 나타나므로, 항문에 대한 질병여부와 영향을 많이 주고 직장암이나 항문 질환 발병에 직접적인 문제를 일으킨다. 해당 증상이 있다면, 평소 식습관을 통해서 빠른 관리가 필요하다.
>
> 대장의 기능저하나 질병 발생은 자신의 식습관에 의해서 대부분 일어나는 증상이므로, 우선적으로 식습관을 변경하고 생활습관을 교정하여 해당 증상에서 탈출해야 한다.

> 일정하고 규칙적인 식습관도 매우 중요하다. 대장의 기능이 활동과 휴식을 명확히 하고 몸을 정화하는 체액을 충분히 흡수하도록 한다면 현대인들이 겪고 있는 복부냉증이나 부글거림이나 가스로 인한 팽만감 그리고 소위 똥배가 나온다는 아랫배 비만을 방지할 수 있다.

009 ▶ 신장의 증상: 허리가 아프고 두통이 자주 생기나요?

주로 단순히 허리만 아픈 사람들은 근육이 약하여 척추를 지탱하는 힘이 약해져서 일어나는 일반적인 허리 통증이고, 허리 통증과 두통이 함께 찾아온다면 신장 질환을 의심해야 한다. 특히 이러한 통증이 있는 사람은 수면 시 발에 쥐가 나거나 저림 증상이 있으며, 보행 시에 자주 발을 접질려 넘어지거나 발목 부상이 자주 일어난다.

신장이 약해지면 신경계에 필요한 물질이 부족해지고 환경에 대한 빠른 대응이나 대처가 약해진다. 또한 신경전달 물질이 부족하면 앞서 말한 극심한 두통에 쉽게 노출되어 웬만한 두통약으로 해결이 안 되는 경우도 허다하다. 이런 경우에는 신장에 좋은 음식을 먹는 게 도움이 된다. 특히 앉아서 머리 쓰는 사람들에게 주로 많이 일어나는데, 두뇌 활동이 증가되면 머리에 혈액이 몰리면서 열증이 증가한다. 그 후에 어깨와 목에 열증이 퍼지며 안면까지 뜨거워진다.

이 현상이 일어나면 나중에는 두통이 찾아온다. 이러한 열증을 식혀 주고 순환시켜 주는 장부가 신장이다. 어찌 보면 신장은 장부의 머리 역할을 하는 중요한 기능을 하는 셈이다. 그래서 머리에 에너지를 제대로 못 올려 주면 당연히 두통이 유발되는 것이다. 심한 경우엔 다리 부종이 심해지고 갑상선까지 영향을 주어 몸과 얼굴이 붓거나 갑상선암 같은 고질적인 병증에 시달리기도 한다.

요즘은 갑상선 암은 암도 아니라는 말을 한다. 그 정도로 흔한 병증이 된 이유가 있다. 수분 흡수는 못 하면서 체액이 고갈되어 염증으로 인해 열증은 높아지는데, 갑상선이 방어하지 못하는 구조가 되는 것이다. 갑상선암을 치료하거나 수술을 하여 개선한다 해도 그 후가 더 문제이다.

갑상선에 문제가 발생한 사람들은 뇌 질환과 신장 질환에 이미 노출된 상태라서, 추후에 습관을 바꾸지 않으면 뇌출혈이나 뇌종양, 그리고 신장염이나 신부전증 등이 발병하게 된다. 안타까운 것은 이런 사실을 대부분 모르고 발병의 원인이 된 기존 습관대로 계속 살아간다는 것이다. 위험천만한 일이다. 이러한 내담자들에게 추가 증상을 문진하면, 대부분 재발 증상이 진행되는 경우가 많다.

당뇨병 환자들이 갑상선이 잘 발병하는 이유도 함께 생각해 보면 이해가 될 것이다. 당뇨병은 세포에 에너지가 제대로 전달되지 않는 증상인데, 당연히 체액 전달이 되지 않으니 갑상선에 악영향을 줄 수밖에 없는 것이다. 임파는 어떤 장부보다 수분에 의해서 모든 일을 한다. 이런 면에서 신장 기능의 수분 분배 기능과 체액 분배는 매우 중요한 것이다. 음 증상과 양 증상으로 나누어 살펴보면 다음과 같다.

① 음 증상:

    신장에 과다한 에너지가 공급되거나 쌓인 에너지가 소모되지 않을 때, 신장 담석과 신우신염 또는 부종이 발생한다. 처리할 에너지는 많은데 혈액 공급 및 순환이 원활치 못해 기능을 제대로 발휘하지 못하는 경우 발생한다.

    특히 나이가 들어 몸에 기능이 떨어지고 혈행이 약해지면 신장에 문제가 쉽게 생기고, 신장 투석을 하게 되는 사람들이 많은 것도 이런 이유이다. 특히 하지 정맥류가 생기게 되면, 연쇄적으로 신장에 병증을 가져다준다. 그래서 하지 정맥류가 있는 사람은 특별히 섬세한 신장 관리가 필요하다.

    하지 정맥은 주로 하체 쪽으로 흐른 혈액이 리턴(Return)되어 정맥을 타고 올라와서, 신장을 통해 찌꺼기를 걸러 내고 배출해야 하는데, 해당 기능이 원활치 못하게 되면 일어나는 것이다. 염분이 강한 음식을 많이 섭취하거나 혈액에 노폐물을 많이 유발하는 식습관이 주범이다. 신장이 약하게 태어난 체질들은 반드시 저염식이나 강한 양념을 하지 않는 식습관이 좋다.

② **양 증상:**

> 신장에 에너지가 공급되지 않거나 과다한 에너지가 소모될 때, 신장염을 비롯한 신장암과 각종 염증 유발이 이루어지고, 혈뇨나 단백뇨를 유발하기도 한다. 신장의 건조함은 염증을 유발한다. 충분한 체액이 확보되어 씻어 내지 못한 상태로 혈액을 순환시키는 상황이라 볼 수 있다. 쉽게 말해 사용한 음식 그릇을 설거지를 해야 하는 주방에 물이 없어 씻지 못하는 상황인 것이다.
>
> 이러한 경우엔 수분 섭취가 매우 중요하다. 체액 형성을 돕는 과일류나 수산물이 매우 좋은 식재료다. 그러나 이러한 현상을 겪고 있는 사람들은 자기 체질의 반대로 식사하고 있다는 것이 공통점이다. 특히 인스턴트식품이나 과한 음주, 흡연은 더욱 수분을 고갈시켜 신장을 약하게 만드는 근원이 된다.
>
> 지금 사회적으로 커피 섭취량이 많은 것도 신장 질환을 증가시키는 이유라 볼 수 있다. 커피는 체내 수분을 마르게 하는 기능을 갖고 있기 때문에, 신장이 약한 사람이 자주 마시면 신장 기능이 약해져서 수분 섭취가 더욱 어려워지고, 마름 증상을 유발한다. 나아가서는 허리 통증과 두통을 심하게 느끼는 경우도 발생하고 수면 장애도 일어난다. 커피 마시고 잠을 못 이루는 분들이 이에 속하는 사람들이므로 참고하기 바란다.

010 방광의 증상: 무릎관절이 아프고 소변이 자주 마렵고 참기 힘드신가요?

상식적으로도 소변이 자주 마렵거나 참기 어려우면 방광에 문제가 있다고 생각한다. 모든 문제는 현상과 관계가 깊지만, 해당 현상이 전부는 아니다.

소변이 자주 마려운 것은 방광의 담수 기능이 약해서 자주 신경을 자극하게 되어 민감하게 반응하는 것이다. 특히 어떠한 장부든 담는 기능은 근육 조직과 관계가 깊다. 근육 조직이 약하면 담수 기능이 떨어진다. 그래서 방광에 과량의 소변이 차면 신경을 압박하게 되고, 자연스럽게 소변 배출을 하기 위해 동작을 취한다. 소변양이 많아서 자주 보는 것이 아니라 적은데 자주 마려운 증상은 그만큼 방광의 담수하는 근육의 힘이 약하여, 그로 인해 신경을 자극하기 때문이다.

자주 소변을 보게 되는 경우엔 방광 하단에 위치한 남성의 전립선이나 정낭 그리고 여성의 자궁이 이에 해당된다. 즉 방광이 약해진다는 의미는 주변 장부와의 관계성도 좋지 않다는 것이다. 단순히 잔뇨나 다뇨의 현상은 방광만의 문제가 아니라, 체내 수분 흡수부터 체액의 흐름까지, 그리고 주변 장부의 기능에 따라 많은 차이가 발생한다.

우리는 소변을 본 후 어깨를 떨 때가 종종 있다. 그것은 간이 담에게 신호를 보내, 요산이 빠져나갔으니 일을 하라는 신호이다. 즉 소변 배출이 안 되면 간은 일을 않는 것이다. 간이 방광의 요산이 배출되지 않았는데 일을 지속적으로 하게 되면 혈액에 문제가 생기게 된다.

밤에 수면 중 소변이 마려운 경우가 있다. 이때 참는 것은 매우 좋지 못하다. 소변을 과도하게 참으면 간 기능이 약화되고, 피로 회복에 문제가 생긴다. 심한 경우 뇌졸중이나 뇌출혈, 중풍 같은 질병의 원인이 되기도 한다.

소변이 마려운 상태에서 공부도 잘 안 되고 집중하는 일에 문제가 생기는 이유도 이에 속한다. 즉 소변을 참지 못한다는 것은 간 기능이 매우 강하다고 볼 수도 있다는 말이 된다.

이처럼 상호관계성에 의해 장부들은 조화를 이루고 있다. 특히 비만이나 갑상선, 당뇨 증세가 있는 사람이 수면 중 소변을 참는 행위는 매우 좋지 않다. 그만큼 해당 증상을 더 악화시키는 원인이 된다. 이 글을 읽어 보는 사람은 수면 중 소변을 참지 않기를 바라는 바이다.

소변을 수면 중에 수차례라도 보게 되면, 오히려 신체의 회복도가 빨라지고 피로도가 감소한다는 이야기를 많이 들을 것이다. 또한 비만 환자들은 부기가 사라지고 오히려 체중이 줄어들기도 한다.

그렇다. 간이 일하는 상황을 제한하는 것은 소변 배출과 관련이 깊다. 그래서 소변을 참으면서 업무를 보거나 공부하는 것은 매우 무모한 일이다. 수업시간에 소변을 참으며 선생님의 강의를 들으면 과연 공부가 잘 될까? 또는 이해가 될까? 전혀 아니다. 소변은 그만큼 두뇌 회전과 간의 역할, 주변 환경 적응에 막대한 영향을 준다. 이러한 기능이 저하되면 앞서 말한 증상에 노출되어 문제가 발생할 수 있으니 참고하기 바란다.

① 음 증상:

> 방광에 과다한 에너지가 공급되거나 쌓인 에너지가 소모되지 않을 때 방광 담석증, 요로 비대증, 전립선염 및 여성기 질환에 걸릴 수 있다. 특히 과다한 에너지 공급은 몸이 차가운 체질에서 많이 일어나고, 폐와 대장이 발달한 체질에서 일어난다.
>
> 담석은 소변이 방광에 오랫동안 머물 때, 단백질이 소변에 많은 경우 결합하여 담석화되는 증상을 말한다. 결국 신장에서 해결 못 한 단백뇨가 문제를 일으키는 경우가 많다는 것이다. 신장 기능이 약해지면 연쇄적인 증상이 일어나는데, 방광에도 추가적인 증상이 나타나게 된다. 담석증이 생기면 방광에만 집중하는 것이 아니라, 신장의 기능에도 신경을 써야 하는 것이다. 이런 경우에 신맛의 음식을 섭취하게 되면 담석 증세가 사라지는데, 신맛의 성질은 단백질을 녹이는 성향이 있기 때문에 개선이 될 수 있다. 또한 체질에 따른 다양한 분석이 필요하다.

② 양 증상:

> 방광에 에너지가 공급되지 않거나 과다한 에너지가 소모될 때, 방광염, 요로 감염, 소변 통증이 발생한다. 소변으로 나올 것이 없는 상태를 의미한다. 피부 표면으로 땀의 배출이 과도하여 신장에서 방광으로 소변을 내려보내지 못하는 경우도 있고, 수분 섭취가 제대로

이루어지지 않아 신장에서 보내 줄 소변이 없는 경우, 그리고 신장 기능이 약해 혈액 중 찌꺼기와 산화된 물질들을 제대로 걸러 내지 못할 때도 일어난다.

해당 증상은 식습관에서 수분을 섭취하지 못하고 오히려 수분을 고갈시키는 식습관에서 나타나는데, 현대인의 식사가 그런 경우가 많다. 또한 최근 여러 언론 매체에서도 다루었던 것처럼, 미네랄이 없는 삼투압 방식의 정수기를 사용하는 것이 보편화되면서 더욱 건강에 악영향을 주고 있는 것이다.

이처럼 방광은 앞서 말한 기능을 포함하여 온도 조절 기능도 있고, 몸에 요산을 조절하는 기능도 있다. 방광에서 소변이 원활하지 못하면 온도 조절, 요산 조절이 안 된다.

체내는 약 알칼리성으로, 체외는 산성으로 유지할 때 신체가 안정화된다. 하지만 체내는 산성화되어 장부들에 염증과 출혈로 인한 기능 저하가 심해지고 체외는 알칼리화되어 피부 질환에 시달린다.

모든 장부의 기능은 동시성을 갖고 있으며, 어떠한 장부도 필요 없는 장부는 없다. 쓸개를 떼어 내거나 갑상선을 떼어 내는 일, 또는 자궁을 떼어 내고 맹장을 떼어 내는 일들을 종종 보게 된다. 과연 떼어 내도 문제가 없는 것인가? 아니다. 해당하는 장부들의 기능은 반드시 필요하다. 해당 장부가 생명 유지에 직접적인 기능이 없다고 하지만, 떼어 내어 사라지면 그 외에 생명 유지를 맡고 있는 다른 장부에 적지 않은 부담을 주게 된다.

> 이러한 점들이 지속되면 몸에 중증 질병이 발병하는 원인이 되고, 언제든지 다른 장부의 약화로 증상이 옮겨질 수 있다.
>
> 　평생 앞서 말한 쓸개, 자궁, 난소, 맹장 등을 제거하지 않고 사는 사람도 있다. 과연 그들은 특별한가? 아니다. 해당 장부를 유지하고 관리하는 습관을 보유했기 때문이다. 모든 병증은 습관에 의해서 일어난다. '아니 땐 굴뚝에 연기 나랴?'라는 속담이 있듯이, 원인 없이 나타나는 증상은 없다. 나에게 잘 맞는 선천체질에 적합한 지속적인 음식습관, 생활습관, 운동습관의 관리만이 건강을 유지하는 비결이 된다.

011 ▶ 통증을 넘어 적응하는 위험한 병들

　누구나 아프면 통증을 느끼게 된다. 하지만 통증도 오래되면 적응하여 무감각해진다. 통증을 무시하면 중병으로 만드는 길을 여는 상황이 벌어진다. 작은 통증조차 관리를 못 하면 추후 큰 통증이 오게 되는 것이다. 이유는 간단하다. 우리 몸은 작은 통증이나 불편함을 주어 신체의 상태를 신호로 알리는 것인데, 스스로 무시하고 방치하면 큰 통증으로 발전하여 크게 신호를 보내게 되는 것이다.

　통상적으로 질병 발병 전에 사전 신호로 통증이 오지만, 그 사전 신호를 신호로 받아들이지 않는 경우가 많다. 특히 시골에 사는 나이 많은 어르신들이 주로 하는 말이 '이러다 말겠지'다. 하지만 이러다 말 일이 아니다. 그 증상을 무시하면 큰일 난다.

'골골골 30년'이란 말은 그만큼 민감하게 몸의 증상을 체크하고 관리하여, 병든 것 같지만 오랜 수명을 유지한다는 속된 말이다. 우리가 참는 통증은 큰 병의 신호일 수 있다. 그 신호를 빨리 알아차리고 대비해야 한다.

앞서 표로 나누어진 것처럼 아래와 같이 해당 부위의 통증이 장부의 상태를 말한다.

	목	화	토	금	수
음	양쪽 어깨 (간)	손 (심장)	옆구리 (비장)	신체 앞 피부 (폐)	발 (신장)
양	뒷목 (담)	팔꿈치 (소장)	엉덩이 (위장)	신체 뒤 피부 (대장)	무릎 (방광)

위와 연결되어 있는 외부 신체와 장부는 통증이 신체에 발생하면 해당 장부의 기능이 약해지고, 기능이 저하되어 있다는 반증이다. 그러므로 통증을 쉽사리 생각하고 넘기는 행위는 병을 키우는 행위가 된다. 만일 가볍게 시작된 통증이 더욱 심한 통증으로 진행되었다면, 이미 상당히 큰 문제가 발생할 가능성이 커지는 것이다. 예상치 못한 통증이 일시적으로 발생했을 때엔, 소화기 계통은 8시간 내의 식사를 살펴보고 평소와 다른 식사를 했는지 확인해야 한다. 또한 16시간 내에 특정 운동이나 과도한 신체 사용, 또는 특별한 활동을 했을 때에도 발생하는데, 이런 경우엔 해당 부위와 연결된 장부가 쇠약해져 있는 것이므로 해당 장부를 관리하는 것이 좋다.

건강을 유지하려면 많은 노력이 필요하다. 통증 관리도 마찬가지다. 건강을 지키려는 노력은 질서 있는 습관을 만들면서 이루어지는데, 좋은 습관을 형성하는 데는 많은 노력이 필요하다. 지금 내가 건강하고 별다른 문제가 없다 해도, 나의 식습관이나 운동습관이 나에게 맞는지는 모르기 때문에, 차후 발생할 여러 가지 건강 문제에 대해서 장담할 수가 없는 것이다. 그러므로 노력을 해야 한다. 그 노력은 다음과 같다.

자신이 만든 것도 아니고 자신이 소유한 것도 아닌 것을 훔치는 행위는 '노력'이라는 것을 하고 싶지 않다는 말이다.

① 노력 없이 얻은 것은 도둑질이다

> 노력이 없이 얻은 것들은 훔친 것과 다름이 없다. 노력의 대가라는 것은 분명하고 확실해서 변함이 없다. 노력은 절대 배반하지 않는다. 그러나 노력 없이 얻은 것들은 쉽게 변질되거나 부패해 버린다. 노력을 통해 얻은 것은 영원성을 갖고 있지만, 노력 없이 얻은 것은 소모적이고 소멸한다.
>
> 노력하는 자에게 영원한 에너지가 주어지듯, 노력하지 않는 자에게는 소멸의 에너지가 주어진다. 노력은 사랑함이요, 소멸은 소유함이다. 사랑함은 시간제한도 없고 영원하다. 욕망으로 치닫는 소유함은 시간제한에 걸려 있다.
>
> 노력으로 얻은 것을 아낌없이 나눌 수 있다. 자신의 완전함이 재창조를 하며 제한된 시간 안에 있지 않기에, 노력의 마음은 넓게, 넓게 펼쳐지길 바라는 것이다.
>
> 어떤 분야든 어떤 물질이든, 어떤 감정이든 세상 무엇이든, 노력 없이 얻는 것은 도둑질이다.

> 내가 태어나고 이 자연을 누리는 것도 부모의 노력으로 얻어 준 유산과 같은 것이다. 유산을 누리려면 그 노력을 제대로 알고 이해해야 한다. 그 노력을 망각하고 함부로 삶을 사는 자는 '불효'하는 자다.
> 돈을 많이 벌고, 물질을 부모에게 제공하고, 사회적으로 성공하는 것이 '효도'를 행하는 것이 아니다. 진정한 '효도'는 부모의 노력의 결정체인 나 자신을 올바르게 질서 안의 삶으로 유지하는 것이다.

그렇다. 위와 같이 노력은 모든 부분에 필요한 것이다. 우리가 건강하고 바른 정신으로 살아간다면, 그것이 부모에 대한 효도도 되는 것이며, 사회에 대한 헌신이기도 하다. 내가 아프다는 것은 가정적으로 아프다는 것이고, 나아가 지역사회나 국가가 아프다는 말이기도 하다. 그 문제를 해결하기 위해 낭비되는 자원과 에너지는 실로 대단할 정도다.

하지만 내가 건강하면 가정으로부터 국가에 이르기까지 자기의 몫을 다할 수 있기에 존재성과 생산성부터 달라지게 마련이다. 나의 통증을 쉽게 생각하지 말아야 한다. 통증을 무심코 지나치게 되면, 통증을 느끼는 내 몸의 센서는 기능을 상실하여 중병을 감지하지 못하게 되는 상실 상태가 된다. 우리의 몸이 민감하게 외부의 악조건을 느끼고 대처하는 힘을 갖게 되려면, 앞서 말한 많은 노력이 필요하다.

이젠 건강도 노력하여 관리하는 시대다. 노력을 통해서 건강을 지키고 자기 것으로 만들어야 한다. 주변 누구도 자신의 건강을 지켜 줄 수 없다. 자신이 노력해야만 지킬 수 있는 것이다. 우리 모두가 건강을 지키고, 정신을 지키고, 관계를 지키는 노력을 다할 때, 나의 인생이 행복해진다. 그리고 나의 주변인에게 행복을 나눠 주고 나 또한 얻게 된다.

012 ▶ 당뇨와 갑상선의 상관관계와 치료방법

현대 질병 중에 소리 없이 찾아오는 무서운 병이 당뇨병이다. 당뇨병은 나도 모르게 와서 강한 충격을 준다. 당뇨 증세가 시작되면 당뇨 증세 자체가 문제가 아니라, 합병증이 나타난다. 그 합병증이 상당히 무서운 질병이 되어 버리는 것이다.

당뇨 증세가 없을 때엔 아무것도 아닌 병증이, 당뇨가 있을 경우에는 그 충격이 상당히 강하게 작용한다. 마치 병증에 부스터를 달아 놓은 듯 증폭되고 병세도 급진전되는 경우가 많다.

또한 당뇨는 갑상선과 밀접한 관계가 있다. 갑상선은 호르몬 조절 기능뿐만 아니라, 우리 몸의 외부로부터 또는 내부로부터 발생하는 여러 가지 증상의 균형을 맞추는 기능을 갖고 있다. 이 균형을 유지하는 기능을 가진 갑상선이 기능을 상실하는 것은, 모든 영양의 균형이 상실되고 도저히 버티지 못하는 상황이 되었다는 말이다. 다시 말해 또 다른 당뇨 증세라는 것이다.

갑상선과 당뇨는 항상 함께 움직이는 경우가 많다. 마치 시한폭탄처럼 당뇨와 갑상선이 연결되어 작용하고 연쇄적으로 악화되는 것이다. 갑상선 관리나 당뇨 관리는 같은 맥락에서 봐야 한다. 또한 온도 변화와 환경 변화에 대해 민감한 반응을 무시한 탓에 일어나는 심각한 질환이므로, 자신의 환경습관을 완전히 돌이켜 바꾸지 않으면 개선되기 어렵다.

당뇨병과 갑상선 치료가 어려운 이유는 그것이 단순 세균 침입 수준의 병이 아니라, 자신의 습관이 일으킨 병이기 때문이다. 달리 말해 특별한 약이 없다는 말도 된다. 식습관이나 생활습관을 완전히 교정하지 않으면 당뇨를 해결할 수 없다.

수많은 당뇨 환자들이 간단한 상담을 통해 음식 구분을 하고 당뇨 질환에서 벗어난 사례가 많다. 나의 입장에선 어쩌면 당뇨가 제일 치료하기 쉬운 병일 수도 있다. 이유는 간단하다. 100일 동안 식습관을 최적화시켜 발병 전 상태로 돌려놓기 때문이다. 순차적으로 잘못된 습관을 개선하고, 식사와 운동 방식까지 해당 환자에 맞게 프로그램화해서 관리를 해 주기 때문에, 처음부터 효과를 보는 사람들이 대부분이다.

병원에서 가르쳐 주는 획일화된 식사 구분법은 어떤 사람에게는 맞을 수 있지만, 어떤 사람에게는 맞지 않는 경우가 많다. 개개인마다 체질이 다르고, 발병 원인도 다르며, 합병증 증세도 다르기에 식사의 방향도 달라지게 마련이다. 생김새도 성품도 습관도 다른 각 개인들의 치료법이 획일화되어 적용된다는 것은 치료 가능성이 매우 낮아진다는 의미이기도 하다.

"치료 방법에 사람을 대입하여 맞추는 것이 아니라, 개인의 체질에 맞게 치료 방법이 달라져야 한다."

이것이 당뇨와 갑상선 치료를 하는 최고의 방법이다. 현재까지 많은 사람들이 선천체질에 따른 음시체질 구분 식사법을 통해서 치료받고 구제되었다. 나의 식습관이 과연 올바른가? 한 번쯤 생각하고 점검하는 기회를 가져야 한다.

013 우리 몸의 생명유지의 마지막 보루, 암(癌)의 발병과 치료는?

암의 발병은 어쩌면 인체 생명유지의 마지막 경고 신호와 같다. 무조건 암이 발병했으니 낙심하고 치료를 포기하는 일은 없어야 한다. 다만 현실적이고 대안이 있는 방법을 찾아야 하는 것이다.

나를 찾아오는 암환자는 4기인 말기 환자가 대부분이다. 이유는 간단하다. 치료를 하다가 재발하거나, 치료 중에 치료가 잘 안 되어 전이되거나, 악화되거나, 또는 발견 당시 말기인 경우이다. 이런 분들은 보통 병원에서 해 볼 것은 다 해 보고 돈도 많이 지출한 상태로 찾아오는 경우가 일반적이다.

대부분 식습관도 좋지 못하고, 그저 일만 열심히 하고 살아온 성실한 사람들이 많다. 그리고 20~30년 죽도록 일해서 돈을 모은 뒤에 발병하여 모은 돈을 암을 치료하는 데 다 쓴 사람들이다. 참으로 안타까움이 크다.

병원에서는 치료를 단계별로 하는데, 최종적으로 안 되면 병원에서 나와야 하는 상황인 것이다. 문제는 병원에서 치료 시 상당히 많은 비용을 사용하고, 오랜 투병 생활로 재산을 모두 사용하는 경우도 있어서, 가족에게 큰 부담이 된다는 점이다. 또한 어떠한 치료도 병원에서 책임을 지지 않는다. 모든 법적인 부분에서도 병원이 유리한 상황이다. 각서까지 써 가며 수술을 해야 하고, 의료사고와 같은 치료에 문제가 발생해도 환자가 법적으로 이길 확률은 매우 적다. 수술치료나 방사선치료 등이 성공적이라 해도 재발률이 상당히 높고, 발병 치료 후 5년 이내 생존 가능성이 매우 희박한 실정이다. 생존한다 해도 생존 기간 동안 엄청난 통증과 삶의 질이 낮아지며, 많은 비용 지출이 따라오고, 일을 하지 못하기에 사회적 기능이 상실되며 삶의 질이 낮아지는 고통도 만만치 않다.

왜 재발하고 제대로 치료가 되지 않는가?

한마디로 '기존 나의 식생활습관에 의해 발병된 암이나 병증을 증상과 현상에 매달려 치료하고, 발병을 유발한 습관은 제대로 고쳐지지 않으니 재발되는 것'이다.

습관을 고치지 않으면 재발은 대부분 일어난다. 그런데 나에게 맞는 식습관을 그 누구도 알려 주지 않는다. 식사 방법도 천차만별이고, 서로 다른 방법과 주장, 그리고 마치 유행처럼 특정 물질이나 식물의 효능에 매달려 있기 마련이다. 동일한 방법도 어떤 사람에겐 맞을지 모르지만, 어떤 사람에겐 맞지 않을 수 있다.

오랫동안 투병해 온 사람들의 대부분의 문제는 좋다고 하는 약재나 건강식품은 모조리 다 먹는다는 것이다. 그런다고 절대 치료되거나 좋아지지 않는다. 암은 특히 그렇다. 암은 먹지 말아야 하는 음식을 완전히 끊지 못하면 회복되기 매우 어렵다. 내가 아무리 내 몸에 좋은 음식을 먹고 약을 먹어도 또 다른 독이 나의 몸에 들어오게 되면, 상쇄되어 효능이 반감된다. 또는 해로운 음식으로 인해 인체에 남아 있는 독을 해결하기 위해 이미 약해진 신체로서는 암을 회복하지 못하고, 급한 일에 몰두하여 회복할 기회를 주지 않는 것이다. 그래서 암의 통증은 나의 체질에 맞지 않는, 독이 되는 잘못된 음식물이 들어왔을 때 더욱 심해진다. 이와는 반대로 나에게 맞는 음식은 통증을 일으키지 않는다. 선천체질에 의해 관리하고 음식체질 식사법을 하는 대부분의 환자들이 요구하는 것은 통증완화이고 1~2주만 실행해도 통증이 상당히 많이 사라진다.

암환자의 몸에 맞지 않는 음식을 근본적으로 차단해야만 모든 치료와

식이요법이 제대로 효과를 발휘할 수 있다는 말이다. 아무리 좋은 것도 나에게 맞지 않을 수 있다는 점을 잊지 말아야 한다. 모든 사람이 좋다고 하는 특정 물질이 정말 누구에게나 좋다면, 왜 모든 사람들이 암에서 해방되지 못했을까? 막연한 기대감으로 무조건 먹는 행위는 몸에 오히려 치명타를 줄 수 있고 강한 통증을 유발할 수 있다는 점을 잊지 말아야 한다. 아무리 확률이 높은 임상 사례도 완벽한 것은 없다. 그 누구도 보장하지 못하는 것이다.

나는 음식 구분만으로 많은 환자를 치료해 왔다. 그것은 음식습관을 바꾸는 방법이다. 모든 병증은 음식으로부터 출발하기 때문에, 해당 환자의 선천적 체질을 정확히 분석하여 정확하게 맞는 식습관을 만들어주고 관리해 준다. 특히 먹지 말아야 할 음식에 대해서는 철저하게 먹지 못하도록 하는 방법을 쓰고, 먹을 수 있는 음식에 대해서는 제한을 두지 않는다. 이 방법을 수많은 사람에게 적용하여 수십 년간 앓아 오는 고질적인 질병을 수도 없이, 신비스러울 정도로 개선하고 치료해 왔다.

나 역시 놀랄 때도 많다. 이러한 음식체질 구분법을 완성할 수 있도록 수천 년간 고전의학을 발전시켜 준 선조님들이 더욱 감사하고 고마울 따름이다. 이러한 자연 질서 안에 살아가는 우리는 해당 자연법칙에 의해 모든 신체도 움직인다. 그러므로 자연 질서 체계 안으로 들어가지 않으면 자연적 회복은 정말로 어렵다. 수명이 단축되고 병이 발생하는 이유도 우리가 자연 질서에 부합된 삶을 살지 않기 때문이다. 우리 몸의 질병은 발생순서가 있다.

첫째, 피로도를 느끼는 것부터 출발한다.

피곤하고 힘들면 쉬어야 한다. 그러나 쉬지 않는다. 그것이 문제다. 쉬어서 몸에 쌓인 독을 배출해야 하는데, 쉬지 않고 일하며 쌓이고 누적시킨다.

둘째, 감기 몸살이 난다.

몸에 쌓인 독을 몸에서 어찌하지 못하니, 감기 몸살을 발생시켜 음식 섭취를 못하게 입맛을 떨어트리고 열과 땀을 내어 체내 찌꺼기나 독소를 최대한 배출한다. 그러나 일반적으로 이 역시 몸에 쌓인 독을 온전히 배출하는 것이 아니라, 약을 먹고 통제하거나 눌러 버려 독소배출이 되지 않는 것이 큰 문제가 된다. 약으로 통증을 누르면 누를수록 병증은 심해지고, 강도는 높아진다. 하지만 더 강한 약을 먹고 버티며 일하고, 쉬지 않고 자신의 몸을 혹사시킨다.

셋째, 감기 몸살을 약으로 버티고 각종 두통, 저림, 통증들을 무시한 채로 오랜 시간이 지나면 중증이 찾아온다.

그것이 비만, 당뇨, 고혈압, 갑상선, 중풍 같은 마비 증상으로 나타나게 된다. 이러한 증상이 나타나면 할 수 없이 신경을 쓴다. 관리도 좀 한다. 하지만 완전하지 않다. 조금 몸 상태가 좋다 싶으면 옛 습관대로 금방 돌아가 몸을 혹사시키고, 다시 병증이 악화되면 신경 쓰기를 반복하며 살아간다. 여전히 식습관과 생활습관은 완전히 고쳐지지 않았다.

넷째, 완전히 고쳐지지 않은 중증이 오랫동안 호전과 악화를 반복하다 보면, 암이 발병하게 된다.

이때에는 정신을 차리거나 혹은 포기하고, 후회를 한다. 이러한 급박한 신호가 몸에 나타났는데도 정신을 차리지 못하고 방치하거나 습관을 버리지 못하면 죽어 가는 것이다.

과연 나는 어느 단계에 와 있는가? 스스로 점검해야 할 것이다. 우리의 몸은 나에게 많은 기회를 주고 있고 신호를 보낸다. 하지만 우리는 무시하고 방치하며 관리하지 않는다.

강의를 하다 수강생들에게 간혹 이런 질문을 한다.

"여러분들 몸에 심장이 있죠? 없는 사람 없을 겁니다. 그 심장에게 뛰어라, 뛰지 마라, 또는 천천히 뛰어라, 빨리 뛰어라, 명령 내려 통제하는 분 계신가요? 또는 밥을 먹은 후에 위장이나 소화기에게 소화 잘 돼라, 영양을 흡수해라, 명령 내려 본 분 계신가요? 또는 혈액이 열심히 몸속에서 혈관을 타고 흐르는데, 빨리 흘러라 늦게 흘러라, 명령 내려 본 분 있나요?"

다소 우스운 질문이다. 이런 질문을 하는 것은 자신의 몸인데도 불구하고 자신이 주관하는 것이 아니라는 말을 하기 위해서이다. 태어나면서 물려받고 유산으로 받은 또 다른 객체와 같고, 자연 질서 체계에 맞게 자율적으로 움직이는, 고도의 질서가 들어 있는 생명 유기체인 것이다.

그러나 인간은 동물과 다르게 자율성이 있다. 그러므로 유독 인간만이 자연 질서에 대해 순응이 아니라 극복을 하며 살아간다. 그런 모습 속에서 몸이 원하든 원하지 않든, 자신의 선택에 의해 몸을 혹사시키거나 또는 음식을 섭취하게 한다. 배가 아프고 설사가 나거나 변비가 생기고 체해도 또다시 그 증상을 일으킨 음식을 먹는 것이 인간이다. 몸이 원하지 않지만, 자신의 쾌락을 위해서나 욕심을 채우려 먹는 것이다.

우리가 언제부터 이렇게 다양한 맛을 가진 수많은 음식을 먹었는가? 아주 단순하게 먹고 살아왔고, 발병하는 병증도 단순했었다. 하지만 현대 사회는 먹을 것이 많아진 만큼 병도 많아졌고, 희귀한 질병도 나타난다. 그것은 자연 질서를 위반하는 인간의 욕심과 만용이 부른 당연한 결과인지도 모른다.

암을 비롯한 중증 질병들은 전적으로 습관을 통해서 치유할 수 있다. 아니, 스스로 회복하도록 만들 수 있다.

"인간의 몸은 치료나 치유를 하는 것이 아니라, 자연 질서에 따라 스스로 회복하는 것이다."

회복하게 하려면 자연 질서에 들어가야 한다. 자연 질서 안에 들어가면, 모든 병증은 사라지고 온전해진다. 그 질서를 알게 하신 하나님께 감사와 영광을 돌릴 수밖에 없다. 하나님이 창조하신 자연 질서를 통해서 인간의 몸을 회복하고, 살리고, 생명을 유지하게 하는 것이 창조자의 뜻이자 소망이라 믿는다. 나 또한 이를 위해 최선을 다해 생명을 살리는 삶을 살아가고 있으며, 함께 동참하는 모든 제자들도 함께 이루어 나가고 있다.

암은 죽을병이 아니라, 하나님이 주신 마지막 기회와 같은 것이다. 암이 발병되었을 때, 철저하고 정확하게 자신에게 맞는 질서 체계로 돌아가기만 하면, 짧은 시간 안에 회복할 수 있고 완치된다.

014 ▶ 불임과 난임을 극복하고 안전한 임신과 출산도 음식체질 식사법으로 가능하다

불임으로 고생하는 부부들이 근래에 많이 찾아온다. 그만큼 불임의 문제는 몸의 상태가 매우 무질서하고 임신할 수 있는 환경이 아니라는 것을 보여 준다. 특히 너무 차갑거나 건조한 체질인데 더욱 극심해진 경우와, 식습관의 잘못으로 인해 영양 흡수가 안 되어 영양실조 상태에 있는 사람들이 많다. 그리고 낮은 확률로 임신을 하게 되어도 초반에 유산되는 사례가 많은데, 그 이유도 그만큼 몸의 상태가 좋지 못하기 때문이다.

불임 부부가 상담하고 음식 구분을 하게 하면 대부분 3개월 정도 이내에 몸이 좋아지면서 임신에 성공을 하게 된다. 그만큼 몸의 균형을 잡고 몸에 있던 불임의 원인들을 습관을 통해 제거하기 때문이다.

찾아오는 불임 부부 대부분은 심각하게 무질서한 식습관을 갖고 있는 경우가 허다하다. 여자인 경우엔 임신에 필요한 장부들이 약화되는 음식습관을 갖고 있고, 남자들은 소위 정력이 떨어지는 음식습관을 갖고 있는 것이 대부분이다.

소위 성기능 장애로 찾아오는 남자들은 식습관 변화 후에 엄청난 만족을 하고 있다고 많이 이야기를 듣는다. 성 기능, 생식 기능, 임신, 출산 기능 모두는 몸에 균형이 제대로 이루어졌을 때 좋은 생명을 잉태하게 되고, 건강한 태아에서 건강한 아기를 순산하게 된다.

임신 중독 같은 질병이나 유산, 그리고 자궁 약화로 인한 조산 등은 산모의 식습관의 문제일 가능성이 매우 크다. 특히 입덧 같은 경우는 식습관 변경으로 완화시킨 경우가 많다. 입덧을 당연히 해야 한다는 것은 잘못된 생각이다. 입덧은 잘못된 식습관으로 인해 오는 것으로서, 몸 안의 태아가 자연 질서 안에 있으므로 몸에 좋지 않은 음식에 대해 민감하게 반응하여 거부하는 것이다.

그러나 임신 시점과 출산 시점을 보면, 그리고 산모의 체질을 알면 입덧을 완화하거나 없앨 수 있다. 또한 임신 중 입덧이 심해서 제대로 된 영양 공급이 안 되면 자궁이 약화되어 조산하기도 하는데, 이런 경우도 체질적인 문제에 기인한다. 하지만 병원에서는 명쾌한 해답도 해결 방법도 주지 못하는 것이 현실이다.

수년 전에 선천체질학 수강생 한 분이 임신 7개월 차에 자궁이 벌어지고 자궁 내 염증 수치가 높아져 유명 대학 병원에 입원했다. 그 당시 조언한 이야기를 하고자 한다.

병원에서는 위급한 상황이라 무조건 수술을 권유했고, 당장 수술하여 태아를 꺼내지 않으면 산모와 태아가 위험하다고 했다. 그래서 매우 위급한 상황이라는 연락을 받고, 체질적으로 어떤 문제인지부터 점검하여 조언한 적이 있다. 문제는, 그 정도 상황이 되었다는 것은 산모와 태아가 극도로 약해진 상태라는 것이다. 그리고 수술을 견딜 수 있는 상태도 아니었다. 수술한다 해도 생명에 대한 안전을 보장하기 어려운 상황이었던 것이다.

이때 체질학적으로 살펴 음식을 통해 3일 만에 염증 수치를 낮추고, 자궁을 더 이상 벌어지지 않게 개선하여 1개월을 더 버티게 했다. 그래서 1.4㎏의 아이를 2㎏으로 키우고, 산모의 체력도 높인 후에 출산하게 했다. 해당 아이는 필자가 이름도 작명해 주었고, 아주 건강하게 자라고 있다. 당연히 가족들이 기뻐하며 감사해하고 있다.

이처럼 현대 의료의 수준은 현상에만 매달려 증상을 해결하고자 초점을 맞추고 있다. 근원적인 부분을 해결하는 것이 아니라는 말이다.

선천체질학을 통한 음식 구분은 임신부터 출산까지 건강한 상태로 유지해 주는 비밀을 간직하고 있다. 그것은 단순한 상식적인 수준을 넘어, 자연의 질서에 맞게 보완해 주는 가장 안전한 방법이다. 지금까지 많은 사람들의 신체적·정신적 문제를 해결해 온 자연 질서를 우리가 제대로 받아들일 때, 건강하고 안전한 삶을 보장받을 수 있을 것이다.

그것이 나만의 온전한 건강이 아닌, 자녀에게, 그리고 후손에게 물려줄 수 있는 귀한 유산이 되는 것이다. 그 유산은 각자의 몸에 질서를 찾는 것이다.

015 ▶ 체질식을 하면서 특정 음식을 먹지 않으면 죽나요?

체질 검사를 통해 특정 음식을 금지하게 되면 대부분 난처해하거나 난감해한다. 특히 한국 사람에게 고춧가루, 고추장, 된장, 간장, 마늘, 김치, 쌀밥 등은 기본양념이자 기본 음식이라서, 해당 음식을 금지시키면 반발이 심하다.

"아니, 김치 안 먹고 어떻게 살아요?"

"아니, 쌀밥을 안 먹고 어찌 살아요?"

이렇듯 빗발치는 항의성 발언을 듣기도 한다. 하지만 나는 이렇게 반문한다.

"그럼, 김치 안 먹으면 죽어요?"

그러면 상담자는 당황하면서 "꼭 그런 건 아니지만 그래도…"라고 말하며 말꼬리를 흐리는 경우가 대부분이다.

그렇다. 우리는 습관적으로 해당 음식을 오랫동안 부모를 통해서 물려받았을 뿐, 그 습관이 생명 유지에 절대적이지 않다. 내담자 중 앞서 말한 김치나 고추장 또는 된장 등 고유의 음식을 금지하고 몸이 좋아진 사례가 상당히 많다. 그것은 참으로 이해가 되지 않는 부분일 수 있다. 하지만 꼭 해당 음식을 먹어야 한다는 고정관념이 더 위험할 수 있다.

안 먹는 음식은 문제를 일으킬 원인이 아예 없다. 먹는 것은 체질에 맞으면 좋지만, 체질에 맞지 않으면 독이 된다. 우리는 상식처럼 특정한 음식을 두고, "그거 다들 몸에 좋다고 먹는데요"라고 한다. 하지만 다들 몸에 좋다고 먹는데도 몸에 좋은 영향을 준다거나 좋은 반응을 주는 사람이 있는 한편, 그 반대인 경우도 있다는 점을 잊지 말아야 한다.

특히 우리나라 사람들은 특정 음식이 몸에 좋다고 하면 유행처럼 먹는 습성이 있다. 이런 행위는 대단히 위험하고 걱정스러운 일이 아닐 수 없다. 언론 매체에서 특정 의료인을 출현시켜 특정 음식이나 식품 또는 물질이 몸에 좋다고 소개하면, 그 영향력이야말로 과히 대단하다.

그로 인해 많은 돈을 쓰고, 몸에 악영향을 주는 엄청나게 고농도, 고농축으로 정제된 물질을 여과 없이 몸에 섭취하여 문제를 발생하게 한다. 나의 체질에 대한 지식이 없는 사람은 특히나 농축된 건강식품에 대해서는 신중히 선택하고 결정해야 한다. 반드시 자신의 선천적 체질을 분석하고 선택해야 한다.

그러나 통상적으로 체질분석을 특별히 하지 않고 자기 몸 스스로 느낄 수 있는 것은 72시간의 변화다. 특정 음식이나 건강에 도움이 되는 보조 식품이 나의 몸에 반응하여 72시간 내에 좋은 반응을 주는지, 또는 나쁜 반응을 주는지 알 수 있기 때문이다. 별다른 효능을 느끼지 못했다면, 그것은 자신에게 맞는 물질이 아닐 가능성이 매우 크다.

특히 명현 증상이라는 말로 포장하여, 악화되는 것을 지나면 좋아진다고 말하는 것은 거짓말이거나 속이는 것이다. '명현'이라는 말을 사전적 의미나 의학적 용어로 찾아보면, 좋아지는 증상이지 나빠지는 증상은 결코 아니다. 그러므로 명현 증상을 오해한 채, 소화도 안 되고 통증을 유발하고 피부에 발진이 나고 이상한 반응이 나오는데, 좋아질 거라고 믿으며 끝까지 믿음을 갖고 복용하는 것은 매우 미련한 짓이다.

상당 기간의 고통을 참고 복용하면, 몸에서 그 악영향에 적응해 버리게 된다. 그러면 장기 복용에 들어가고, 더 큰 문제를 유발하는 원인이 된다. 그것은 돈을 지불해 가면서 내 몸을 상하게 하는 것이고, 몸을 병들게 하는 지름길이다.

특정 물질을 먹으면 내 몸에 72시간 안에 좋은 반응이 나타날 수밖에 없는데, 그것이 자신의 몸에 좋은 물질이다. 내 몸에 좋은 물질은 소화도 잘되고 몸에 에너지가 된다. 그러나 맞지 않는 음식은 반대의 결과를 만든다.

췌장암 말기로 간까지 전이된 내담자가 있었다. 해당 내담자는 몸이 열 체질이라 열이 많은데, 10년 동안 열을 높이는 비타민 C와 홍삼과 꿀을 몸에 좋다 하여 과다 복용 및 다량 섭취하여, 췌장이 타 버리듯 녹은 상태였다. 체질 식단표를 받아 든 내담자의 표정을 아직도 잊을 수가 없다. 대부분의 중증 환자들이 하는 공통된 반응이기도 하다.

"내가 다 좋아하는 음식이고 주로 먹던 건데 금지네요?"

그렇다. 주로 좋아하던 음식들이 문제를 일으켰는데, 그 음식은 몸에 좋아서 먹은 게 아니라, 부모부터 물려받은 식습관인 것이다. 예를 들어 수산물을 좋아하는 부모에게서 태어난 아이가 수산물이 몸에 맞지 않는 체질인데도 부모의 습관에 젖어 수산물을 습관적으로 먹었다고 생각해 보자. 건강할 리가 없다. 어릴 적에 아이들이 잔병치레를 많이 하는 원인이기도 하다.

유아 시기엔 특정 음식이 몸에 맞지 않으면 몸에서 더 민감하게 반응한다. 하지만 그 민감한 반응을 부모가 알아차리고 해당 음식을 제공하지 말아야 하는데, 그것을 감지하지 못하고 몸에 좋은데 왜 안 먹느냐며 혼내고 때려서 억지로 먹인다. 그렇게 먹인 부모가 한둘이 아닐 것이다. 지금 이 책을 읽으면서 '내가 그랬는데…'라고 생각하는 분도 있을 것이다. 우유가 입에 맞지 않아 토하는 아이들에게 우유가 몸에 좋을 리가 없다. 그래서 죽어 가는 아이들을 위해 두유가 만들어진 것처럼, 몸에 맞지 않는 것은 신생아에게 치명적이다.

몸에 맞지 않은 음식을 장기간 먹은 아이는 성장 발육부터 심리 상태,

학업 능력이 당연히 떨어진다. 그런 아이를 공부 못한다, 키가 안 자란다, 왜 이리 정서가 불안하냐며 혼내고 다그치는 것이다. 그렇게 만든 당사자가 부모라는 사실을 알아야 한다.

상담을 통해 그렇게 심각한 아이들을 만나 체질에 따라 음식만 구분해 줘도, 단기간 내에 성품과 기질이 상당히 바뀌고 안정화되며 병치레가 줄어든다. 특히 공부를 할 수 있는 안정된 심리 상태를 갖게 된다. 공부할 수 없는 조건을 만들어 놓고 공부 안 한다고 혼내는 부모처럼 미련한 부모는 없을 것이다. 그리고 자녀의 재능 적성도 모르고 진로를 제안하는 부모도 참으로 답답하다.

내가 모르는 것이 아이에게는 평생 저주가 되어 꼬리표처럼 따라다닌다. 그것이 바로 잘못된 습관이다. 그 습관으로 인해 성인이 되어서 과연 성공적인 삶을 살 수 있을지, 상식적으로 생각해 봐도 뻔한 답이 나온다. 자신의 능력 발휘도 어려울 뿐더러, 타인에게도 짐이 되는 사람이 되고 말 것이다.

특히 노년이 되면 중병에 시달리며 고통 속에 생을 마감하는 악순환에 이르게 하고, 나아가 자녀에게까지 그 저주가 이어지게 된다.

'세 살 버릇 여든까지 간다'는 말이 있다. 그만큼 선조들은 습관에 대해 중요하게 생각했다. 세 살 때부터 그 아이의 체질과 성품에 맞게 습관을 길러 주었고 바른 삶을 살게 했다.

혼탁한 세상이 된다는 것은 자연이 변하는 것이 아니라, 사람이 혼탁해진다는 것이다. 사람이 온전하지 못하면 세상은 어지러워진다. 이전까지 명확한 판단력도 흐려진다. '온전한 육체에 온전한 정신이 깃든다'는 말이 있듯이, 단순히 운동을 해서 몸을 튼튼하게 하는 게 건강이 아니라는 것이다. 육체적·정신적·사회관계적으로 안녕한 상태가 건강한 것이다.

우리가 생각하는 상식은 모두가 진실일 수 없고, 상당 부분은 진실이 아닐 수 있다. 그것은 물질에 초점이 맞춰져 있기 때문이다. 이 세상의 중심은 나로부터 시작된다. 즉 내 질서가 잡혀야만 세상도 질서 있게 된다는 의미다. 나의 판단력이 무질서하다면, 질서와 무질서를 구분할 수가 없다. 오로지 내게 질서가 잡혀 있어야만 질서와 무질서를 가려 낼 수 있는 것이다.

옛날 암행어사가 임금의 명령을 받아 임무를 수행할 때 받는 소지품이 있었다. 익히 알고 있는 마패와 임명장인 봉서, 그리고 업무일지인 사목, 그리고 제일 중요한 것으로 척량을 하는 유척이라는 자를 받게 된다. 다른 물품은 잃어버려도 크게 문제 되지 않았지만, 유척이라는 자는 잃어버리면 안 되는 물품이었다. 잃어버리면 곤장을 맞을 정도로 중벌을 받았다고 한다.

왜 유척이 중요했을까? 그것은 도량형 자였는데, 모든 거래 물품의 척량을 하는 기준이 되는 것이었기 때문이다. 즉 기준 없이는 임무 수행이 불가했기 때문에 가장 중요했던 것이다. 모든 임무 수행에 있어서 기준이나 질서가 그 유척에 모두 들어 있었고, 그것으로 모든 문제를 판단하고, 탐관오리를 심판했던 것이다.

그렇다. 우리 몸에도 유척과 같은 자신만의 체질이 존재한다. 그 기준에서 벗어나면 질서에서 이탈되고 무너져 몸에 병증이 생기고 만다.

육체의 병증은 마음과 연결되어 작용하고 마음의 문제까지 일으킨다. 특정 음식을 반드시 먹어야 한다거나 특정 음식을 안 먹으면 안 되는 것은 아니다. 중요한 것은 나에게 맞지 않는 음식을 먹지 않는 것이다. 정확한 기준 안에서 말이다. 그 기준이 바로 세워지면 몸과 마음은 바로 세워지며, 지금의 모든 육체의 질병과 정신의 문제도 사라지게 된다. 많은 사람들이 질서를 찾아 건강해지길 바란다.

016 ▶ 음식체질 구분법으로 치료하는 방법

음식으로 치료하는 방법은 어쩌면 매우 간단하다. 나에게 맞는 음식은 먹고 맞지 않는 음식은 먹지 않는 것이다. 특히 맞지 않는 음식은 나에게 독이 되므로 철저히 먹지 않는 것이다. 몸에 독이 되는 음식은 임상결과 7일간 체내에 머물며 몸을 괴롭게 한다. 그게 계속 쌓이면 병이 되는 것이다.

음식을 잘 가리다가도, 은근히 금지한 음식을 먹고 싶은 욕구가 생길 때, '한 번쯤은 괜찮겠지'라고 말하는 분들에게 나는 이렇게 이야기한다.

"독이 가득한 음식도 맛을 봅니까?"

조금 먹든 많이 먹든 독은 독이다. 독이 되는 음식을 먹지 않으면 병증은 나타나지 않거나 사라진다. 당연한 이치다. 그러나 사람들은 그 독이 되고 몸에 좋지 않은 음식을 끝까지 먹으려 한다. 내 몸에 병이 생기고 몸에 좋지 않다는 것을 알면서 말이다. 그러다가 중병이 들어 정작 해당 음식을 못 먹게 되면 무슨 허탈한 상황이란 말인가?

애당초 먹지 말고 병에 걸리지 않는 것이 바람직하다. 먹으면 몸에 해가 되는 음식을 먹는 사람들은 자기 생명을 담보로 모험을 하는 것과 같다. 또한 자기 몸을 사랑하지 않으니 누굴 사랑하겠는가? 더군다나 부모님이 물려주신 몸을 함부로 하니, 불효를 넘어 부모를 사랑하지 않는 사람이 되는 셈이다. 나아가서 자녀를 둔 사람이라면 자식을 위해 살아간다고 하므로 자식을 위한 부모도 절대 아니게 된다. 스스로의 양심에 비추어 보면 자명한 것이다. 나를 사랑하는 것이 가족과 이웃을 사랑하는 것이다.

그래서 예수님께서 "네 이웃을 네 몸과 같이 사랑하라" 하신 것이다. 먼저 내 몸을 사랑하는 자라야만 이웃을 사랑한다. 내 몸을 사랑하려면 내 몸의 질서를 알아야 한다. 내 몸의 질서는 나를 아는 것과 같다. 소크라테스의 말처럼 "너 자신을 알라"라는 말이 결코 쉬운 말이 아니란 것이다. 나 자신을 알면 모든 것이 형통해진다. 그리고 순조로워진다. 그것은 질서 안에서 내가 거하고 생각하며 생활하기 때문이다.

음식으로 병을 치료하는 것은 내 몸에 들어오는 모든 음식의 질서를 잡아 주는 것이기 때문이다. 해당 음식이 나의 몸에 질서를 잡아 주는지 무질서하게 만드는지는 살아오면서 여러분의 몸에 여러 번 증명되어 있다.

다른 사람들이 잘 먹는 음식이지만, 내가 먹기만 하면 탈이 나는 음식이 있다. 또는 내게 잘 맞는 음식인데 타인에게 탈이 되는 음식도 있다. 그것은 각자에게 주어진 질서 체계, 즉 선천체질에 따른 신체질서가 다르기 때문이다. 나의 몸에 맞고 몸에 도움이 되는 음식이 바로 질서를 잡아 주는 음식이다. 무질서를 만드는 음식은 반드시 금지해야 한다. 그것이 음식으로 나의 몸을 치료하고 보전하는 방법이다.

017 요요 없는 다이어트 비만 치료법은?

현대 사회는 비만이 심각한 사회문제가 되어 있다. 비만이 되었다는 것 자체는 외모적인 문제를 넘어서 몸에 균형이 무너지고, 이미 병증이 나타날 수밖에 없는 구조라는 말과 동일하다.

비만을 해결하고자 '다이어트'에 관련된 수많은 방법과 식품들이 난무

하고 있다. 그러나 완전한 답을 준 것은 없다. 특히 운동을 열심히 해서도, 금식이나 절식을 통해서도 해결이 안 되는 사람들이 늘고 있다. 일시적으로 강한 약이나 수술을 통해 비만을 해결해도 '요요 현상'이라 해서 다시 원점으로 돌아가는 사례가 대부분이다.

과연 왜 그럴까? 그것은 비만을 유발하는 식습관이나 생활습관을 바꾸려 하지 않고, 다른 방법인 건강보조 식품이나 약 등, 많은 비용을 들여 일시적으로 빠르게 해결하려고 쉬운 방법을 계속 선택하고 반복하기 때문이다.

다이어트 산업이라고 불릴 만큼 엄청난 사회적 비용을 들여 수많은 사람들이 다이어트를 진행하지만, 만족스러운 상황을 만들기란 매우 힘들고, 잠시 쉬거나 멈추면 바로 요요 현상 때문에 원점으로 돌아가 버린다.

이러한 요요 현상 없이 하는 완벽한 다이어트는 없을까? 늘 고민하는 사람들이 많다. 그 해답은 식습관을 자신에 맞게 고쳐 주는 선천체질에 따른 음식체질 구분법이다.

모든 음식을 자신에게 맞는 음식과 맞지 않는 음식으로 구분하면, 먹으면서 다이어트를 하게 된다. 또한 몸에 악영향도 주지 않는다. 그리고 아주 자연스러워서 급격한 체중 감량으로 인한 악영향도 없다. 아무 운동을 하지 않아도 감량이 가능하고, 습관만 지킨다면 절대 요요 현상이 올 리가 없다. 이런 대단한, 어쩌면 간단한 방법을 사용하여 고도비만 환자를 개선한 사례가 많다. 많은 돈을 쓰고도 해결하지 못한 것을 아주 간단하고 쉬운 방법으로 개선하는 것이다. 단식이나 절식을 한다하여 비만이 해결되지 않는다. 나에게 맞는 체질음식을 섭취하여 비만을 유발하는 물질이 가득한 몸의 상황을 바꾸고 밀어내야 하는 것이다.

요요 현상은 나의 비만을 유발하는 습관이 바뀌지 않았다는 증거이다.

나에게 맞지도 않고 유익도 없는 음식을 습관을 들여 즐겨 먹는다면, 절대 비만에서 탈출할 수 없다. 그러나 나에게 맞는 음식만 먹고 맞지 않는 음식을 절대 금지한다면, 요요 현상 없는 다이어트는 가능하다.

자신의 체질, 그것이 가장 중요한 것이고, 그 기준을 빨리 찾아내는 것이 앞으로의 삶에 긍정적 변화를 주는 좋은 기회가 될 것이다.

018 침, 뜸, 부항, 사혈, 마사지는 모두에게 맞는가?

보통 침이나 뜸, 부항과 사혈 등을 민간요법으로 자주 사용하는 분이 많다. 그런데 별다른 효과를 못 봐서 해당 요법을 신뢰하지 못하는 분들이 많다. 이유는 체질에 맞지 않는 치료법을 쓰기 때문이다. 극히 상식적인 부분인데도, 정확하게 사용하지 않기 때문에 치료에 문제가 발생하거나 오류가 생기는 것이다. 주로 오류가 발생하는 부문을 살펴보면 다음과 같다.

첫째, 빠른 행동을 하고 활동성이 강한 사람들은 부항이 잘 맞지 않는다.

이런 사람들을 음양오행적으로 목의 기운이 많다고 하는데, 특징은 간과 담이 강하다. 특히 간과 담의 기능이 강할수록 부항 시술이 맞지 않는다. 이유는 시술 중 통증이 매우 심하거나 피부에 강한 손상을 주어 흔적이 오래가며 별다른 효과도 누리지 못하기 때문이다.

활동적인 성향의 사람은 땀의 배출과 체온의 발열이 좋아 피부 표면으로 빠져나오는 힘이 강하다. 거기다 부항시술이라는 뽑아 올리는 목기의 힘을 준다면, 시술받는 사람은 고통이 타인에 비해 상당히 클 수밖에 없다.

부항 시술을 참고 오랫동안 계속 시술하게 된다면, 근육이 망가지거나 몸의 모양이 변할 정도로 문제가 발생하기도 한다. 이런 사람들은 오히려 침이나 경락 마사지를 통해 부드럽게 풀어 주는 방법이 좋다.

둘째, 감정이 격하고 열증이 많으며 피부가 건조한 사람들은 뜸이 매우 치명적이다.

뜸은 습이 잘 차는 피부를 갖고 있거나 근육이 부드럽지 못하고 딱딱한 사람들에게 좋다. 특히 근육 통증과 담이 결리는 증상이 잘 나타나는 사람에게는 매우 좋지만, 반대로 푸석푸석하고 건조한 피부를 갖고 있는 사람에게 뜸을 시술하면 화상에 피부 손상을 일으키거나 화상 자국이 문신을 한 것처럼 오래갈 수 있다. 심한 경우엔 화상염증으로 인해 피부가 괴사되는 경우도 있다. 과거에 홍역을 앓으면 곰보 얼굴이 되듯, 피부가 그런 형태의 모양이 될 수 있으므로, 피부가 건조한 사람은 뜸에 대해 신중해야 한다. 뜸은 피부가 건조한 사람에게는 통증도 강하게 작용하므로 견디기 힘들며, 효과도 별로 없으며 오히려 부작용이 크다. 뜸은 차가운 피부와 습이 많은 피부에 적합하고, 몸이 무겁거나 오십견같이 팔이 잘 올라가지 않는 사람과 다리가 무거워 보행이 잘 안 되는 사람에게 매우 적합하다.

셋째, 살이 별로 없고 차갑고 마른 사람과, 근육질보단 지방질이 많아 살에 힘이 없는 사람에게 침은 좋지 않다.

일단 침을 시술하여 침이 몸에 제대로 자리 잡지 못하거나 혈관을 잘못 건드리게 되면, 심하게 붓거나 멍이 들기도 한다. 침은 근육이 적당히 있고 살이 부드러우며 열감이 있는 사람에게 좋다. 지나친 열증을 방열하고 열증으로 인한 염증을 순화시켜 줄여 주기에 상당한 효과를 볼 수 있다. 그러나 반대로 몸이 차갑고 마르며 물렁한 피부는 침을 시술하게 되면 차가움을 더 많이 주어 몸살을 한다거나, 더욱 경직되고 통증이 심해지는 경우가 있다. 따라서 앞서 말한 피부가 물렁하고 차가우며 근육보다 지방질이 많은 사람은 뜸이나 부항을 시술하는 것이 피부와 근육에 쌓이는 독소와 냉증을 해결하는 데 좋으며 치료 효과도 볼 수 있다.

넷째, 사혈 방법은 몸에 어혈이라 하는 나쁜 혈액, 즉 정체된 혈액을 빼내고, 해당 부위에 새로운 혈액을 공급하여 재생하도록 하는 방법이다.

빈혈 증상으로 인해 피가 부족하거나 혈중 혈소판 수치가 낮아 지혈이 잘 안 되는 사람에겐 매우 좋지 못한 시술 방법이다. 사혈 요법은 특정 장부의 기능이 저하되거나 혈액 흐름을 저해하는 경우에 사용하는 것이 효과적이다.

특히 오랫동안 한 자세를 취하는 사람이나 특정 행동을 반복적으로 하는 사람에게 좋은 방법이다. 그러나 활동적인 사람이나 열증이 많은 사람에게는 오히려 좋지 못하고, 체내 염증이 많아 재생이 잘 되지 않는 사람이 함부로 사혈을 하면, 매우 심각한 통증에 시달릴 수 있다.

그러므로 앞서 말한 부항, 침, 뜸, 사혈이라는 방법은 각자의 체질에 따라 부분적으로 사용하고, 자신에게 맞지 않는 방법은 사용하지 말아야 한다.

매우 상식적인 방법으로 옛 선조들은 모든 시술을 해 왔고, 해당 방법은 모두 사람마다 다른 선천적 체질에 따라 체질에 맞는 치료방법을 사용했다. 탕약도 마찬가지다. 약재를 쓰는 방법도 체질에 따라 해당 사람의 신체적인 특징을 충분히 살펴, 신중하고 순차적이며 간접적으로 회복하도록 한 것이다.

세상에는 각종 치료를 위한 시술 방법이 있다. 그러나 해당 시술 방법이 절대적이지는 않다. 자신에게 맞는 방법을 찾는 것이 중요하다. 체질에 맞는 방법을 알고 적절히 치료한다면 많은 도움을 받을 수 있을 것이다.

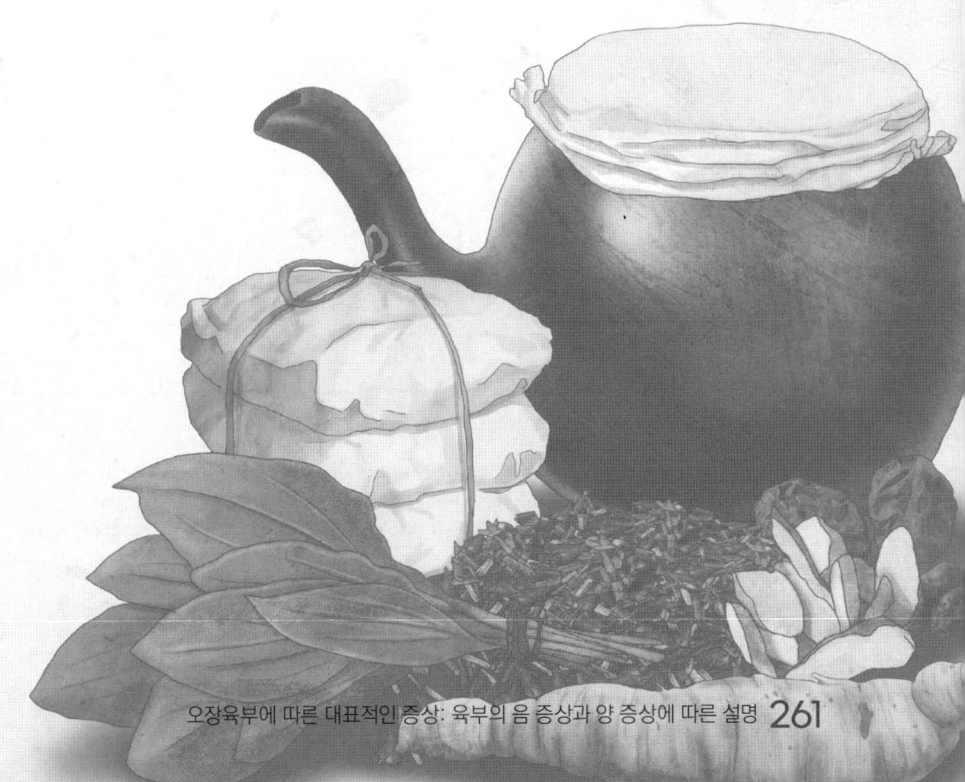

- 001 봄에 태어난 체질(2, 3, 4월생)
- 002 여름에 태어난 체질(5, 6, 7월생)
- 003 가을에 태어난 체질(8, 9, 10월생)
- 004 겨울에 태어난 체질(11, 12, 1월생)
- 005 환절기에 태어난 체질(2, 4, 8, 11월생 추가 참고)

PART
14

계절별 성격 심리와 음식 체질

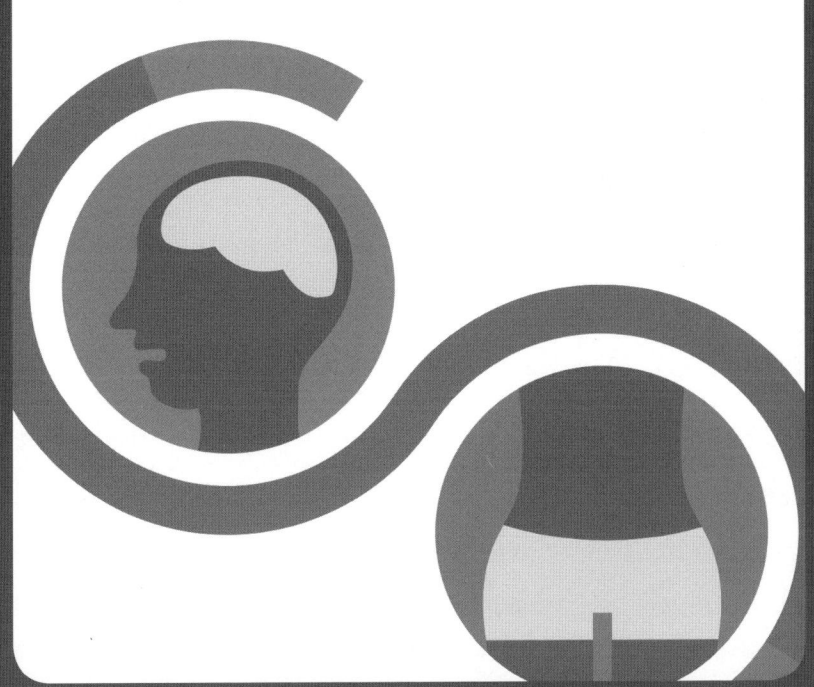

> **주의 사항**

해당 아래의 분류와 내용은 정확도 확률이 70%로, 정대희 박사가 연구한 각 개인별 선천체질검사를 통해 정확하게 체질을 분석하여 구분하고 적용하는 것이 바람직합니다. 특히 환자나 특정 질병이 있는 경우 반드시 체질진단을 통해서 적용하시기 바랍니다.

001 ▶ 봄에 태어난 체질(2, 3, 4월생)

기본 성격: 행동력이 좋으며 의지, 의욕, 실행, 실천, 솔선수범하는 성향이 높은 성격의 소유자. 긍정적이며 부지런하고 도전의식이 강하다. 반면에 행동이 거칠고 실수가 잦으며 급한 성격으로 인해 어려움을 겪는다.

상징 신체: 눈, 어깨, 눈두덩이, 뒷목, 목

상징 장부: 간, 담(쓸개), 췌장, 편도선, 갑상선

피해야 할 음식: 신맛의 음식, 그린 푸드, 녹색 채소, 현미, 보리밥, 음지에서 나오는 봄나물(고사리 등), 버섯류, 메밀, 토란, 헛개나무, 생간, 칡즙, 파인애플, 메추리알, 녹두(숙주나물), 오이, 콩나물, 미나리, 가지, 북어, 곤드레, 발효 홍어, 도토리묵, 다슬기, 탄산수, 어성초, 작두콩, 삼백초, 귤, 오렌지, 유자, 자몽, 레몬, 매실, 키위, 참외, 메론, 여주, 죽순, 케

일, 시금치, 브로콜리, 양지봄나물(쑥, 냉이 등), 부추, 샐러리, 상추(쌈 종류의 채소류), 개똥쑥, 녹차, 맥주, 올리브유, 식초류, 아보카도, 자두, 파프리카(녹색), 솔잎가루, 모시떡, 대나무잎 등

피해야 할 건강식품: 비타민B군, 이노시톨, 밀크씨슬, 콜린, 코발트, 바나듐, 비타민C, 비타민P, 카르니틴, 그라비올라잎

002 ▶ 여름에 태어난 체질(5, 6, 7월생)

기본 성격: 감정적인 표현력이 좋고 타인의 마음에 대한 공감과 호감을 주며, 다양한 감성을 갖추고 있고 마음에 따라 표현을 잘하는 등 열정적이다. 예술성이 강하고 감정에 따라 옳고 그름을 판단하는 직관력이 강한 편이다. 마음이 상하면 오래가는 단점이 있지만 마음이 맞으면 많은 것을 포용한다.

상징 신체: 시력, 손, 손끝, 손목, 명치, 팔꿈치, 팔뚝

상징 장부: 심장, 심포, 소장, 맹장

피해야 할 음식: 쓴맛의 음식, 레드 푸드, 적색 채소, 토마토, 수박, 딸기(산딸기), 석류, 대추, 홍차, 체리, 오미자, 산수유, 아티초크, 복분자, 파프리카(적색), 홍화씨 기름, 해바라기씨(해바라기씨 기름), 구기자, 녹용,

홍삼, 인삼, 더덕, 마늘(흑마늘), 계피(시나몬), 커피, 꿀, 고들빼기, 갓김치, 모링가, 황칠, 화분, 꽃으로 만든 차(국화차, 장미차 등), 닭고기, 삼계탕, 백숙, 소주, 양주, 고량주, 위스키, 들기름, 카카오닙스

피해야 할 건강식품: L-아르기닌, 핵산, 엽산, 비타민A, 비타민F, 철분, 리코펜, 리놀렌산, 사포닌, 셀레늄, 프로폴리스, 비타민D, 루테인

003 ▶ 가을에 태어난 체질(8, 9, 10월생)

기본 성격: 결정 능력이 좋고 정리와 판단을 잘한다. 자신만의 틀이나 규칙, 규정이 있고 규율을 잘 지키며 위생관념이 강하고 분명한 것을 좋아하고 의리와 약속에 대한 강박이 있다. 잔소리가 심하고 반복적이며 날카롭고 예리한 성격이다.

상징 신체: 코, 호흡기, 피부, 허벅지

상징 장부: 폐, 기관지, 대장, 직장, 항문

피해야 할 음식: 매운맛의 음식, 화이트 푸드, 백색 채소, 사과, 포도, 단감, 마(야콘), 고구마, 배추(김치), 견과류(땅콩, 아몬드, 피스타치오 등), 밀가루류(빵, 과자, 쿠키, 라면 등), 우유 및 유제품(치즈, 분유 등), 생크림, 정종, 밤(생율), 은행 열매, 배, 복숭아, 곶감, 무화과, 건포도, 고추장,

후추, 와사비, 생강, 겨자, 쌀밥, 찹쌀, 무김치, 무, 대파, 양파, 도라지, 율무, 초석잠, 와인, 잣

피해야 할 건강식품: 식이섬유, 키토산, 차전자피, 망간, 불소, 게르마늄, 유산균, 칼슘, 인, 규소, 불소

004 겨울에 태어난 체질(11, 12, 1월생)

기본 성격: 생각이 많고 타인의 의견이나 생각을 경청하거나 정보를 잘 수집하고, 논리적으로 이해하고 발표하며 수학적인 지능이 높은 편이며 계산적이다. 끊임없는 생각 속에 몰두하기도 하고 타인의 생각을 무시하고 자신만의 지식을 강요하기도 한다. 학자적 성품을 갖고 있으며 매우 이성적이고 감정 표현에 약하다.

상징 신체: 발목, 종아리, 무릎, 오금, 발, 발가락, 귀

상징 장부: 신장, 방광, 고환

피해야 할 음식: 짠맛의 음식, 블랙 푸드, 검정 채소, 아마씨, 팥, 간장, 돼지고기(곱창, 족발), 모든 조개류, 낙지, 문어, 주꾸미, 꽃게, 가재, 랍스터, 전복, 소라, 해삼, 멍게, 개불, 바다장어, 우뭇가사리, 햄프씨드, 브라질넛(사차인치), 소금, 죽염, 호두, 검은콩, 검은깨, 흑미, 치아시드, 오리

고기, 베리류(블루베리, 아사이베리, 아로니아 등), 각종 해산물(멸치, 연어, 조기, 고등어, 참치, 꽁치, 갈치, 병어, 가오리, 대구, 삼치, 동태(명태, 생태 등), 해초류(김, 파래, 미역, 다시마, 감태), 춘장(짜장면), 참기름, 참깨, 치킨(기름에 튀긴 음식)

피해야 할 건강식품: 알로에, 오메가3, 오메가6, 비타민E, 마그네슘, 미네랄, 후코이단, 칼륨, 나트륨, 염소, 아이오딘

005 환절기에 태어난 체질 (2, 4, 8, 11월생 추가 참고)

기본 성격: 관계 중심적으로 다정다감하여 인간관계를 수용·포용·배려하는 마음과 함께 어울려 관계를 확장하고 형성하는 힘이 강하며 고집스럽고 참을성이 강하고 끝까지 인내하여 이루는 성격이다. 센스가 없는 반면 사회성이 뛰어나 사람과 사람간의 일에 접합하고 연결하는 힘도 강하고 봉사정신과 헌신적인 면도 있다.

상징 신체: 허리, 옆구리, 엉덩이, 고관절, 복부

상징 장부: 비장(지라), 위장, 장궁, 난소, 전립선, 생식기

피해야 할 음식: 단맛의 음식, 옐로우 푸드, 황색 채소, 바나나, 망고, 양배추, 감자, 연근, 우엉, 보이차, 결명자, 대두분, 된장, 콩류, 계란, 수수,

귀리, 양고기, 흑염소, 미꾸라지(추어탕), 생굴, 민물고기, 제첩, 막걸리, 렌틸콩, 병아리콩, 오징어류, 새우(대하), 소고기(곱창), 개고기, 콩 식용유, 초콜릿, 설탕류, 시럽류, 당근, 호박, 옥수수, 카레, 강황, 청국장, 파프리카(노란색)

피해야 할 건강식품: 비타민U, 비타민K, 아미노산, 아연, 클로렐라, 단백질, 스피룰리나, 베타카로틴, 소팔메토, 황, 규리, 크롬, 몰리브데넘

---

* 해당하는 음식구분 및 건강식품 분류에 수많은 음식과 식품을 모두 포함시키는 것은 어렵습니다. 일반적으로 일상생활에서 주로 섭취하는 것을 중심으로 작성되었음을 알려드립니다. 그 외의 식품들은 선천체질상담을 통해 구분되거나 관리받으실 수 있습니다.

맺음말

사랑하는 독자 여러분, 마지막으로 간곡히 부탁을 드립니다. 자신의 몸을 사랑하시고 삶을 더욱 사랑해 주세요.

자연을 포함한 세상에 존재하는 모든 것은 나의 생명을 존속시키고 지키기 위해 존재합니다. 이 책 내용도 여러분의 생명을 존속하길 바라는 자연의 외침을 담았습니다. 내 몸에서 감각을 통해서 울리고 알려 주는 외침과 소리를 소중히 하고 귀를 기울여 사랑하며 돌보시길 바랍니다.

나의 주변에 항상 함께하는 그 어떤 사랑하는 사람들도 나 자신보다 나를 더 잘 돌볼 수 없습니다. **나의 몸에 질서를 찾아 바로 세워 희망을 소유하시고 일어나시길 바랍니다. 나의 삶의 길은 자연 질서가 주는 변하지 않는 기준을 통해 나를 정확히 알고 나만의 질서를 세워야 찾을 수 있습니다. 이렇게 하면 성공적인 삶을 이룰 수 있으며 모든 이들에게 나를 사랑한 것처럼 사랑을 나눌 수 있습니다.**

험난하고 어려우며 고통스럽지만 이겨 낼 수 있다고 확신하는 것은 모든 상황을 이겨 낼 수 있는 힘이 됩니다. 그리고 우리는 이미 갖고 있습니다. 그 과정을 통해 우리의 삶이 발전하듯 그 모든 것을 이겨 내어 이루는 것은 나 자신이며 나의 노력이라는 것을 명심하시기 바랍니다.

필자는 여러분이 자연 속에 귀하게 존재하는 생명력 그 자체이며 반드시 신념과 의지를 통해 일어서 세우고 이루리라 믿고 응원합니다. 끝까지 읽어 주신 독자분들께 진심으로 감사를 드립니다.